整体対話読本　こどもと整体

川﨑智子（と整体）

はじめに

誰に、届くかわからなくとも、はじめなくてはならないことがあります。

遥か昔からの友人であったのか、
いま離れているだけかもしれない友人にかもしれませんが、
なにより伝えなくては前に進めないような現実があり、
現実からの問いに、ともに考えてほしい課題があり、
課題の中に個人的な願いが含まれていて、
その願いの中に、ちいさなちいさな希望を探しているのです。

ここで、お伝えすることは、こどもの時期の発達と発育を、
大人となったひとが寛容で自由な生き方を見つけ、経験したあとに、可能な限
り、今こどものひとへ、特に不自由と不寛容の中にある、未来のちいさな友人

へすこしでも、出会う機会をつくるために、残していく心の伝言板です。

伝言板ですから、何度も消されたり、書き足されたり、落書きや、空白も起るかもしれません。

しかし、その都度、書き直し、読み直し、理解し直し、伝え続けることで、はじめの希望がすこしずつ願いになり、願いが、課題になり、そこから現実への問いへと変容することを期待しています。

こどもの時期、言語化できなかった、感覚の言葉も、言葉自身の成熟がくれば、受け取る相手の心に、言葉以上に深く深く、届くはずです。

これまで、無言であったこどもたちすべての声の中から、素直な言葉として、お読みになる方の希望に届きますように。

イヴの前夜に　川﨑智子

もくじ

みんなこどもだった

対話者　川崎智子（整体指導者）
　　　　野上麻衣（造形教室講師）

みんなこどもだった

川崎　あの、「こどもと整体」っていうふうに並列的な形にしたけれども、別にそういう題じゃなくてもほんとはよくて。先ほどちょっと教育のお話が出てね、それこそ、どうしてルソー※が『エミール』を書いたのかっていう話でもありますけれども、ルソーも教育論じゃなくて、自分がただね、ちょっとマザコンみたいなことからはじまってて。ウィキペディアで見てもらうといいと思うんですけど、まずあそこにルソーの肖像画が出てるので、顔を見るだけでだいたいなんとなく整体だとそういう見方ができちゃうんですけど、ルソー自身の愛情の不足の問題から、教育を考えるっていうところまでつながっちゃってるんですね。

だからその、教育を環境だというふうに考えるのか、それとも教育は国民を育てていくものだっていうふうに考えるのかっていう、そういう立場みたいなものによってぜんぜん変わってくるんですけど、どっちみちこどもをこどもとして見ないっていうことが教育にはあるから。だから教育に関わりたいっていうひとたちが、わたしはすごく苦手なんです。

そう、さっきお話ししていてはじめてわかったんだけど、野上さんは保育士さんなんですね。

野上　はい、資格を取ったんです。はじめは遊びの延長で学生のときに児童館で働きはじめて、そこから仕事が変わって、もうちょっとちいさい二、三歳の子を見ることになったときに、まあ最初は、わかんない！っていうのが……言葉が通じないのにいちばん驚いて。今は造形教室の先生を長くやっているんですけど、お母さんからも「こんな自由に絵を描いてて、でも現実はそうじゃないですよね」っていうような相談を受けるので、こどもの育ちのところを一回ちゃんと勉強したいなと思って資格を取って、ようやく両方が見えてきたかなあ、というところです。

川崎　あの、……そこの部分で言うと、整体を学んでる方々も子育てに関しては範囲外のひとのほうが多いと思うんですね。要はこどもを産んだひとがどうしていくかっていう問題は、それを経験したことがないひとが勉強したっていう理由でお話をするというのは、本当に高飛車なことなんですね。

じゃあ、どうして整体の中に子育てのお話があるかといったら、違う視点で子育てをみてるからなんです。つまり自分が産んだこどもをどうしましょうかっていうふうにもみていないし、専門分野で学習したことからみているわけでもなくて、整体をはじめた方、野口晴哉※さんの目線がそうなんですけど、「みんなこどもだったんだから」っていうところからはじまってるんですね。これがすごく大切な視点だと思うんです。こどもじゃなかったひとはいないっていうことだから。ここに立ち返ってものをみれば、わかってくることがあるはずじゃないか。そうすると、どんなひともこどもだったことを思い返すことで、目の前のひとにどうしてあげればいいかっていう目線を持てる。要は共感じゃないですね。同感です。そのひととおんなじように感じる能力です。

野上　ふーん

川崎　共感しましょうね、ってみんな言うんですけど、はっきり言って無理。本人にしかわからないことがいっぱいある。それは最近わかってきましたね。わたしも相談されますけれど、親がこどもの発達障害を心配してどうすればいいか、と、名前のほうに意識がいってしまって目の前のこどもの運動を見なくなっちゃう。そうじゃなくて、自分がこどもだったらどうであったか、どういうふうにものを学んだのか。学んでいって大きくなれてるのか。ここが大事だと思うんですね。

だから、じゃあどうして大人になれたんだろうってことだよね。これならたぶん、どんなひとも子育てに関わっていけると思うんです。つまり、こどもとして育った経験があるから(笑)もしかしたらわれわれもまだ育ちつつあるだけで、こどもかもしれないんですよ。そうするとほら、なにを大人というのかという問題まで含んでいけば終わりがないでしょ。こどもを育てるっていうのは終わらないことだと思うんですね。で、終わらないことをわかった上で、どうしていこうかっていったときに、複数の視点があります。

まずは自分がこどもだったときを思い返す。あとは、育ててもらったんだから、お父さんやお母さんに聞くことができますね。それ以外にも、おじいちゃんおばあちゃんに聞くこともできます。代わりに育ててくれたひとがいた場合は、そういうひとに聞ける可能性があります。いや、そんなひともいなかったんだ、もしかしたらそんなひともいるかもしれません。それでも大事ですね。なぜならもう大人になれてるっていうことは、少なからずこどもから大人になれた方法を知ってるっていうことですね。これがたくさんあるほうがいいわけです。たくさんたくさんあって、どんな環境でもみんな育ち合ってるところがある、と。

なんで生きてるの?

川﨑　あとは、整体は、生き物であるっていう視点を持ってるということですね。なにしろどんな生き物でも幼いときがあって、大人になるどこか境目があると。こどもはなぜこどもと言えるのか、その特徴を生物的にみるということですね。これも、実は整体の中ではとっても大事な視点なんです。

人間は生きてるものの中から学ぶことが大事だと思う。死んだものからは学べないってことです。いま生きているものから学んでいるっていうことが同感を呼ぶわけで。わたしも生きてます。生きているから過去を思い出せる。目の前にこどもがいます。生きてますから、だからわかる。それから子犬がいる。犬であるけれども、こどもであることがわかる。てことは犬の中のこどもから学ぶことができる。ここに幼虫がいる。大きくなったらモンシロチョウかもしれない。だけどまだこどもであるから幼虫である。誰かがこの幼虫とモンシロチョウ、どうして同じものとわかったんでしょうか？ これはよく整体で言うんですけどね(笑) 不思議なことでしょ。

野上　うん

川﨑　だけど人間も、もしかしたらそうかもしれないんです。こどものときの形と大人になったときの形があまりにも似てるもんだから、おんなじように思ってるかもしれないけれど、もしかしたらモンシロチョウと芋虫さんくらい実は働きが違うかもしれない。だから、まったく違うものであるっていうふうにこども時代をみることになりますね。ここがひとつ、最初に体をみる上でも大事な視点だと思うんです。

もうすこし大きく捉えてもらうと、わたしがいつも感じるのは、命ってことですね。こどもは生命体の中のある時期であるっていうふうに感じています。生命体っていうのは、シシャモだろうが動物園にいる象だろうが、そこに生えてる木だろうが、すべてに共通する、なにかわからない状態のことだと思ってるんですね。なんで生きてるの？ ってことです。なんだかわかんないのに生きてるって、命ってやつにいろんなことで動かされちゃってるものがあるし、命ってものがわからない限りは、たぶん全然わかんないと思う。だけどわからないってところにすごく惹かれるようなものが眠ってる、と。そういう生命活動の中のある時期、そういう視点でこどもをみる見方は大事だと思うんですよ。そんな方向からみてくれるひとがいるとしたら、きっとそれはこどもの中に、なにか違うものをみてるはず。

わたしが整体をいちばん魅力的に感じるのは、前向きな可能性をみてることなんですね。整体を知る前から可能性にはとても惹かれていて、なににおいてもその向こう側に、すべてをよしとする、全部に「いいじゃない」と前向きに捉えるような働きがある。つまり、機嫌がいい状態っていうことかなあと思います。いきいきとしてる状態を発揮して機嫌がいいのがこどもの時期で、どんな生命体にもそういうものを感じるから、これにこそ自分は興味があるし、わかんなくてもなんだかそこに寄り添いたくなるような力を持ってるもので、そして、もうそれだけでいいような感覚なんですね。

どうしてかといったら、自分がこどもであったときに反対だった感じがします。常に、傷んでしまったり壊れてしまったり死んでいったり、そういうものにすごく敏感……というよりは過敏に反応していた時期があって、生きていることが恐ろしいと。死んでいくことも恐ろしいと。そういうものを生理的に感じるようなところがあったから、なんだか可能性があるっていうふうにね、生きてるものをみる見方を知って安心するわけです。そしてずっと安心していたいんです。ここまでぜんぜん違うところからこどもに関心があることをお伝えしたと思いますけれど、どうですか?

間違いだけがわかる

野上　そうですね……わたしは「こども」と「整体」っていうのが全然つながってないところで川崎さんに出会って、そこから『ある』[※]を読みはじめて、川崎さんの話を聞いててもそうだし、野口晴哉さんの本も読んだら、こどもの話、赤ちゃんの話がたくさん出てきて、「こどもと整体」っていうふたつのテーマがつながるのが不思議だなあ、そのつながりを、今日はやっぱり聞いてみたいなあと思ったんです。

さっき、対話をはじめる前かな。整体に惹かれて集まってるひとたちは、こどものときにやり残しをしてきたひとたちが来てるんじゃないかってお話しされてて、それは自分の中にもすごくあって。こどもといっしょに過ごしてると、そこを振り返ることになるというか、やり残してしまったもの、置いてきてしまったものを思い出すし、思い出させてもらってる。こどもと関わることで、自分が育てられてるっていうふうに感じるんです。

教える、っていうことについても、最初からどうしても「先生」って呼ばれることにものすごい抵抗があって。お母さんたちからも「先生、どうやって教えてるんですか？」「なにを教えてるんですか？」って聞かれるけど、「いや、教えてないんですよね、自分が教わってるばっかりで」。こどもが持ってる自発性というか、元気なところから出てくる「やってみたい」っていう気持ちに応えていく、そういうシンプルな仕事だなあと思っていて。それで、やっといま整体に出会って、教育の世界で持ってた違和感が、自分の中でストンと納得ができたなあという感じがありました。

川崎　あの、もうすこしそこを聞いてみたいと思います。なにが納得させたのかってことですね。

野上　うーん……言葉にしたときにピタっときたっていうことかなあ。川崎さんと話したときに、「整体では、教育はいらないんです」って仰ってて、ハッ！となって。今まで曖昧だったところが、あ、自分はそれを言いたかったんだなぁ、腑に落ちるってこういうことか……みたいなのが、すごく残りましたね。

川崎　あの、わたしが言語に対してどういうふうに向き合ってるのかというと、体の中でわかっていることがあるわけです。こうだって、感じていることがある。だけどそれに合う言葉が存在しないことのほうが実は多い。つまり既製服じゃ合わないっていうことですよね。だからといってオーダーメイドもわからないわけです、言葉に関しては(笑)

じゃあ、納得するってなんのことかなあと思うと、とにかくわかることだと思うんですよ。わかった、っていうときに空間が広がる感じがする。それまでがちいさかったり、あとはなにか入れこまれてるような感じがする。それが言葉になった瞬間に、ぜんぶ取っ払われた感じがする。

さっきちょっとお話をしたように、わたしの場合はあんまり健康的ではないですけど、悩むとか、なんだかわからないっていうこと自体に時間がかかっちゃうところから整体と出会って、解放された感覚を持つと。それがどんどん進んでいけばですね、今度、どうしてそれがあるのかっていうことにも興味が出てくるわけです。つまり、「教育」という言葉がどうしてあるのか、っていうことになっちゃうわけですね。

でも人間て言葉を意味で捉えてないと思うんです。なにかあるけどわからない。で、意味を捉えてるわけじゃないのに納得してしまう。言葉として確かにあるけど、それが発されたときに力を持つわけで、それで泣いちゃったり喜んじゃったりするわけでしょ。これなんだ? と。やっぱりここがすでにある言葉では一致しないような部分であって、ここを考えるときに、うーん、間違いだけがわかるってことなんですよね。それは違う……つまり、こどもさんの表現にしてみますね。

イヤイヤ期

川崎　わたしはあの、イヤイヤ期っていうものに、みんながとてもゲンナリしてることをよく知っているので（笑）ところがわたしはこどもがいません。なのにこういうことをやっていますが、ただ、イヤイヤを感じていたことはあるわけですね。

じゃあそれを思い出してみましょう。なにがイヤだったか。生きて二年半ですね。二年半ぶんの言葉で考えなくちゃいけない。そのときの苦労です。大人たちはいろんな表現で聞いてきます。トイレに行きたいのかとか、暑いのか寒いのかとか、いろいろ聞いてくるわけです。答えられるのは、違う、ってことだけですね。ひたすら相手から聞かれたことにNOを言い続けた結果、そこにYESが出てくればいいけど、それまで待たねばならない。だけど今、とても不具合がある。だいたいは、いいことに対してイヤイヤを言うわけじゃないですね。イヤっていうのはそういう状態を打破したい、なんとかしたいからイヤと言うわけで、そのためにイヤイヤがある。つまり大人が言ってることがわかってるけれども、わたしとしてはそれとは違うことを訴えたいんです、っていう主張なわけです。だけど大人たちは、言うことを聞かないと思ってるわけでしょ。ここに感覚的な違いがあるわけで。

なにか言えば言うことを聞くのがこどもではなくて、さっき言ったように、言語と理解のあいだの隙間のところを一生懸命やってるわけだから、それはどこから来てるのかっていうふうに聞いてあげなくちゃいけないのがイヤイヤってことです。だからわたしの場合で言うと、なにがイヤだったか。靴下をはくときに、赤と紺のストライプのハイソックスしかはきたくなかったんですね。そればっかりはきたいわけでしょ。毎日はくとどうなりますか？

野上　穴があく、洗濯ができない……

川﨑　だから母親は洗濯させろと言うわけでしょ。でもそれを洗濯してるあいだは、はけないわけでしょ。だからイヤなんです。だから脱ぎたくないいんです。だけどそういう言葉を持ち合わせてないわけだから、「なんて頑固な子なんでしょう」と言われるわけです。親から言われてここではじめて「わたしは頑固な子なんです」って受け入れるんです。次からは簡単ですね。親の前では頑固でいればいいんだから。こうやってみんな素直に育ちます。他には、こどもがお母さんの言うことを聞かないときに「なんて悪い子なんでしょう」って言うとしますね。「そうか、悪い子なんだぁ」。次からは常に悪い子であればいい。その通りに育つわけです。簡単なことだけど、とっても重大なこと。生まれて二年でこれをやってるんです。

野上　うーん、そっか……

川﨑　これがイヤイヤですから、実はいちばん素直な時期とも言えますね。だから素直な時期にイヤって言われたら、ほんとにイヤだねって聞いてあげればいい。みんな聞かないんです。どうなるかといったら、ふたりしてイヤイヤーって言って、その場で一時間くらい泣く。これ以外に方法はない。それでもいいと思います。わからないんだったら、わからないごめんねって謝ればいい。

言葉を少なく持ってるひと

野上　あの、感覚と言葉の一致っていうところで、こどもと関わることは感覚の仕事だなっていう感じがすごくあって。あ、ちょっと今タイミング合わなかった、とか、あの視線についていけなかった、とか。あとまあ女性が多い職場なので、「あーだよね、こーだよね」で全部が通じちゃう。言語が必要なっていうのが、現場の感覚としてはあって。でもそこにお父さんが入ってきたり、あとお母さんの中でも、お仕事をされてて割と高齢でお子さん産んでたりする方が多いので、そうするとやっぱり「ああして、こうして」じゃ伝わらなくて、共通の言語にする過程が必要だなあと思いながら、「あー、もうこれ、あーでこーでなんだけど、あーもうそれ」が、言葉にすると、どうしても合わないっていうのを、ずーっと感じてる気がします。

川﨑（笑）だから、教育を考えてるひとからそれを除くことをまずしないといけないんですね。三歳以下ぐらいのひとに対しては、それは教育の問題じゃないでしょうと言っていいと思う。つまり言葉を少なく持ってるひとと多く持っているひとがいたら、少なく持っているひとを助けてあげることが大事じゃない。お母さんたちとお話しすると、どうしたらこどもにわかってもらえるんでしょうか、っていつも言われるんですけど、だけどもうちょっと冷静になってみようよ。

「お子さんはおいくつですか？」

「三歳です」

「あなたはおいくつですか？」

「三十五歳です」

つまり三年ぶんのものを持ってるひとと三十五年ぶんのものを持ってるひとでは、言葉の量はどれだけ違いますか？　ってところからですね。そしたらまあ、だいたい三十五年生きてるひとのほうが言葉をたくさん覚えているし、それを使って会話をしてる年数がそれだけありますよね。そうしたらちょっとしか持っていなくてセレクトもなかなか難しいひとがいれば、手伝ってあげたらどうかな？　っていう提案なわけです。

例えば覚えてる言葉が三つしかなかったら、いつも精一杯なのね（笑）暑いか寒いかぐらいはわかるとか、それから、イヤかイヤじゃないか。「いい」がわからないんです。まずこどもにとっては「イヤ」しかないんですよ。だからイヤは主張できる。しかもイヤには応用がきくんです。なぜなら「イヤ」って言ったら、親が「なにがイヤなの？」って聞いてくれるから。そしたら、そこではじめて覚えられるわけです。「なになにがイヤ」。伝えてもらえないと言葉は増えません。

靴がイヤだ。でも靴のなにがイヤだ、っていう言葉は持ってないんだから、濡れてるのがイヤなのか、ちっちゃいからイヤなのか、それとも前日に犬のうんちがついちゃったからはきたくないって言ってるのか。もうぜんぶ足りないんだから言えないわけでしょ。とりあえず聞いてあげる。それでわかんなかったら、謝って。とりあえずイヤな状態からすこし抜けられるぐらいはなんとかやってみようかな。これでイヤじゃなくなったら成功ですね。こうやって伝える練習をするんですよ。伝えることが大事。で、伝え方をいろいろ工夫しましょう、と。

持ってる側が精一杯、自分の持ってるものを出して、自分の伝え方じゃ足りなかったら今度はご主人の伝え方でもこどもに伝えてあげて。それでも足りないんだったら先生のも足して。だけどわかんなくても、ごめん、てちゃんと認めてあげる。それぐらいに言葉で相手をなんとかしようっていうのはまったく通用しないし、経験値の違いだっていうことをわかってほしいんですね。

野上　その、最初に言葉とかいろんなものを覚える段階って、ピタっとくるものをこう……もぎ取るみたいなイメージがあるんですけど、それが否定からはじまるっていうのが、面白いなあと思います。

川崎　そこで言うと、わたしたちは運動で観察してるんですけど、こどもにどういう運動傾向があるかによって、言語の覚え方がみんな違うんですよ。だから音で覚える子もいれば、動詞から覚える子もいるし、名詞を言われてはじめてわかる子もいるので、これが結局、発語するところまでの発育のプロセスの問題で、それをあの、とにかくみんな押し付けたり教育しようとするわけですよ。そうではなくて、柿が熟さないと落っこちないのとおんなじで、そのプロセスのほうをみてあげないといけない。プロセスがわかれば、そうしたがってるところは運動として促してあげることができるはずなんです。

だけど困っちゃうのは、親なんだから黙らせなきゃいけないとか、言うことを聞かせなきゃいけないって言って、何度も何度も繰り返し教えこむひとが多い。だからやっぱり教育っていう言葉は難しい言葉ですね。自分が学ぶところからじゃないと、使えない言葉だと思う。

教育と発育

川崎　じゃあ、教育っていう言葉がいつから使われるようになったかが大事なんです。ヒントとして、福沢諭吉っていうひとがいて、武士だったひとですけれどもね、いっぱい勉強した方です。日本にいるひとを人民とか国民とか、つまり国っていう概念の中でやっていくひとをつくるんだ、人間というものを今までと違うものにしていくんだ、市民にしていきたいんだ、そういうことを外国に行って学んだ方です。だから学校を何度もつくっては、いっぱいつぶしてたみたいだけども。

じゃあどういうひとを人間だと決めたかったか。自分で育っていくひとが人間である、と彼は考えてたんですね。彼が学んだのは大阪にあった適塾っていうところで、適塾をはじめられた先生はお医者さんでした。勉強したい、いろんなひとがそこに集まってきて、軍人になったひともいればお医者さんになったひともいれば、思想を学んだひともいる。商人になったひともいます。「適」っていう言葉がまたいいですね。つまり、適宜、適当である、その状態、それに合っている状態を適という言葉で表現します。そこで学んだ方だから、絶対にやりたいこと以外はやらないひとなわけです。やりたいことしかやらないっていうのはその時代、なかなか決意のいることです。武士は武士をやめなきゃいけないかもしれないし、商人も勉強したいって言ったら、勘当される時代ですから。それでもやりたい、そこで死ぬまで勉強したい、そういう塾だったそうです。でも教育っていう言い方がその時代はまだないので、福沢諭吉が自分で本を書いたときには、「発育からはじめよう」って言ったんです。

発育とはなにか？ 種を置いて待って、芽が出てきますね。そういう状態を促してあげよう。これがまずは、新しいひとができていく条件であることを「発育」と言うわけです。わたしはこの言葉のほうが大事だと思うし、そういう条件をつくるっていう意味では、植物がそういうことをやってますね。タンポポのお母さんたちは、がんばってこどもたちをフワフワの種にしてあげて、「この日よ」って言って一斉に飛ばしてあげる。風の角度はお母さんが種を放した時間によるから、それに乗っかれた子は飛んでいくわけです。その時期に種を飛ばさないと翌年芽が出ないわけだから、がんばって飛ばすわけでしょ。うまくいかなかったらジャボンで終わり。

でも、もうすでにお母さんが放した段階で可能性は決まってるわけです。で、お日様が当たるところに着地したら、ここからが発育です。発育って環境のことなんだから、押し付けることではないし、育つことを邪魔することでもない。育ち得るような環境を整えることで発育が起こる、ここを考えようよっていうことだと思うんですね。

野上　うん

川﨑　発育という言葉はこんな感じですから、どういうこどもに教育がいるのか？ っていう問題があります。そして、わたしが関わっているのは主にちいちゃい子ですから、乳幼児っていうことですね。乳幼児になにが大事かといったら、そういう意味で教育はいらないと言ったんです。整体では教育は必要ないと、どうして言えたかです。ここで「こどもと整体」って話になるんだけれども。

最初の三年間

川崎　整体でみるのは、あくまで体の働きとして、発育がきちんとその年齢相応に順当にいってるかどうかが大切なんですね。そのときに環境っていうものがいろいろあります。お母さんの母体も環境だし、環境を選べないこともたくさんありますよね。そこに、それ以外のひとが関わって、発育できるような状態を整えてあげること、これが整体であると。そしてもうすこし大事な点は、整体はお腹にいるところからだから、つまり妊娠初期から、生まれて、年齢でいうと三歳。お腹にいたときを含めると、四歳になります。

だから、イヤイヤまでなんだと思うんだよね。イヤではじめて体の自己主張がしっかりできる。ここまでしか関心がないのが整体なんです。ここまで、きちんと周りの大人が環境として、そういう未発育のこどもを発育させるようなことができ得るかどうかが人間には大事なことなんです。つまり、最初の三年間が死ぬまででいちばん大事だっていう考え方、これが整体の考え方。

野上　へぇ〜

川崎　あとはもう、その子の力の働きで決まってくる。ただ、三年っていうのが、その子にとっては三年じゃない体感があるかもしれない。ゆっくり育つ子と早く育つ子がいるからです。その三年ていう感覚は、あくまで年齢としての三歳を基準にしてますけれども、三歳を五年かけて育つ子もいるでしょ。三歳なのにもう八歳ぐらいの子もいるかもしれないからね。あくまでそこは三歳なんだけど、おおむねこれぐらいの発育の期間に環境が整っていて、栄養状態もよくて、周りに誰か面倒みてくれる大人がいれば、まずは問題がない。この時間がとても濃密で大事ですよっていうのが、整体から体をみてきた結果の、子育ての見方なんですね。だからまったく育児として捉えていないんです。

野上　そっか。

川崎　ここまで、教育とはなにかの話をしました。まず発育を捉えるところから教育を考えることは、保育に関わるひとにとっては大事なことだと思います。もう、だからわたし、教育に関わってるひとはわからないんです。教育に関心があるひとはそっちで勉強してほしいし、教育のこと言われたってさっぱりわかりません。関心ないんです、って先に言っちゃうんです。そうしないと間違いがあるでしょ。整体に教育の話をされたって、困っちゃうんです。

「こどもと整体」として言えるところで言うと、そこの部分がとても体と関係があるということです。育て方の問題じゃないっていうことをまずお伝えしたいんですね。こどもの体の発育の状態と環境をみた上で、最初の発育は、主に三歳ぐらいまでのあいだに起きる、プロセスと言ってもいいし過程と言ってもいい内容を含むようなこと。もう一個の言い方として成長っていうのがあります。でも成長って言っちゃうとまた……いろいろとあります。だからまあ今のところ発育ぐらいがちょうどいいかな。

※ルソー……ジャン＝ジャック・ルソー。十八世紀フランスの哲学者。それまでこどもは「ちいさな大人」としてしか見られていなかった。著書『エミール』は「こどもはこどもである」という立場で書かれ、「こどもの発見」と言われた。彼の肖像と人生はぜひウィキペディアを見てみてください。

※野口晴哉……日本の整体の祖と言われる、野口整体の創始者。

※『ある』……川崎智子と鶴崎いづみの整体にまつわる対話集『整体対話読本　ある』（二〇一九年、土曜社刊）のこと。

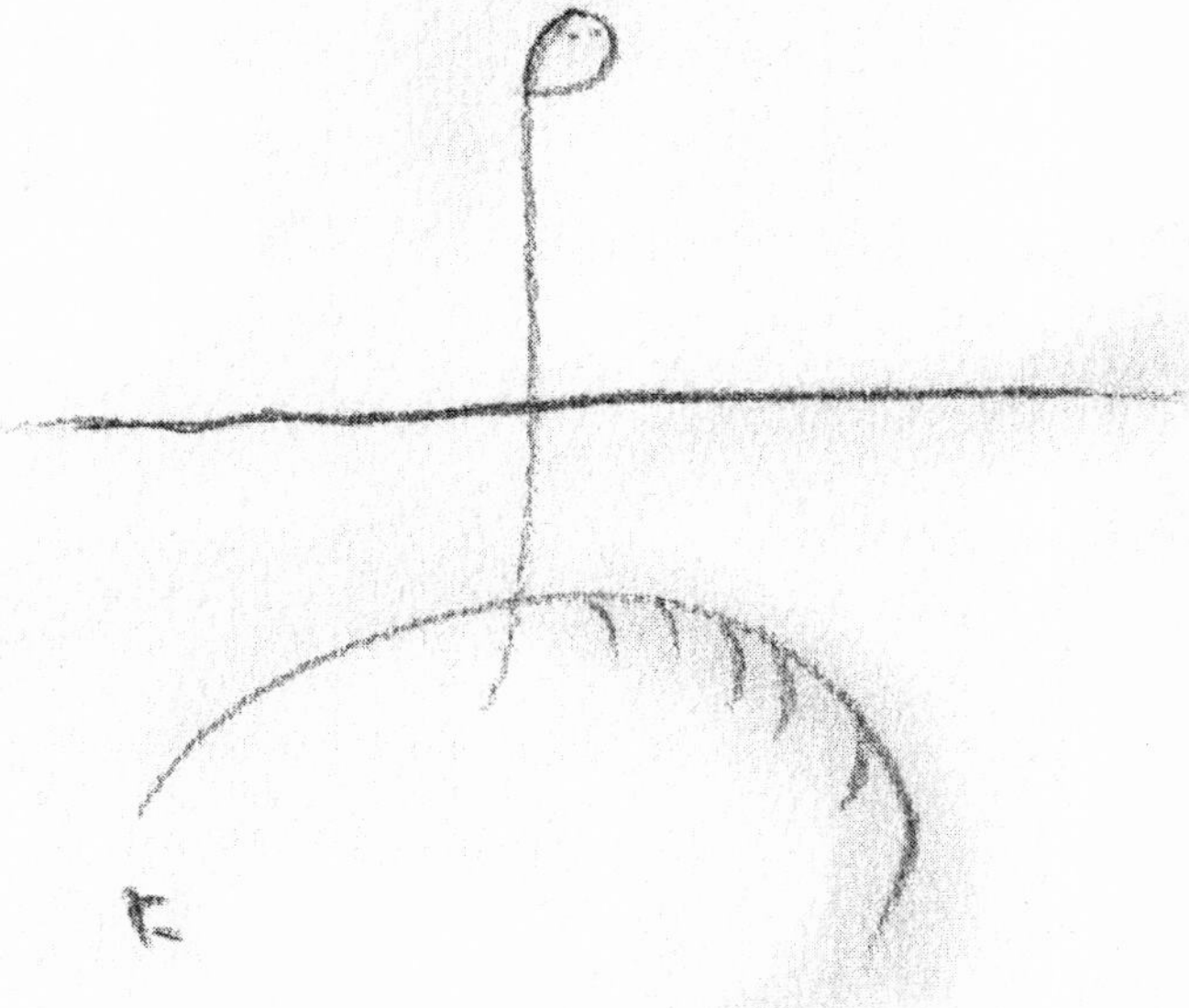

不足と満足

赤ちゃんの不足不満

野上　こないだ「こゆきの会」※にお邪魔して、話を聞きながらちょっと自分で書き留めてたものを今日、パラパラ見返してたときに、「不足と満足」っていうところが気になったんです。

川﨑　ああ、なるほど。

野上　具体的なところでは、こどもの「今すぐやって」っていう要求に対してどうしたらいいのか、っていう質問があったときに、川﨑さんが「こどもの不足と満足をみましょう」って言っていて。

川﨑　そうですね。こどもにおいての不足とか不満、お母さんの不足、不満っていうのが、子育て中は同時に起きているんですね。だから、それをまあ第三者として観察できる立場にいるひとはどうするかってことです。あの、こどもと母親の一対一っていう関係性でものをみようとすると、本当に無理があるんですよ。つまり向き合ってると、力関係がとても大きくなるっていうことですね。だけど観察するひとは、こういうところに入らないことが大事だから、その力関係だけをみればいいんですね。

野上　ふ〜ん

川﨑　お仕事にしてるひとはどうしても、こどもの味方になるか、お母さんの味方になるかで話を進めちゃいがちだから。だけど、自分もこどもであったとか、そんな部分から想像できたり、あとは環境問題じゃないかなっていうふうに、ちょっと違う角度からみてもらうのがいいと思うんですよ。つまり密室に大きいひととちいさいひとがいて、言うことを聞かせようとする中にどういうものが働いてるのかっていうことですね。一方は世話をする側、もう一方は世話を受ける側だっていうふうにみる、これはひとつの見方です。
だけど、不足・不満でみる場合は、また違う見方ができますよね。こどもが自分の欲求を通したいっていうときには、それこそ不満の回数をカウントできるものなんです。

野上　こどもにとっての不満ですか？

川﨑　そうです。それがどこから来てるかといったら、まず、こどもはお母さんのお腹の中にいたっていう意味では、もともとはいっしょのひとだったんですね。これが、出てしまうと離れるわけです。離れちゃったところから、お互いにお互いを求める力が強くなるんですね。こどもはどういう状態で生まれてきますか？

野上　なにもできない……

川﨑　なんにもできないのが人間のこどもの特徴なんです。なんにもできなくても生まれてこられるってどういうことかな？　ってことですね。つまり、世話をするひとありきでやっていけるということなんですよね。こういう力関係っていうのは、実は世話する側に責任があるわけではないし、世話される側がぜんぶ相手に覆いかぶさることでもないんですね。そうしてしまうこと、がいちばん大事なんですよ。そして、そうしてしまうことの中に不足不満があるわけ。こどもと母親の、特に一対一の関係は力がとっても集まるので、その中での不足不満だと思っていただくといいと思います。

間に合う

川﨑　じゃあ、不足不満はどういうときに起きるかっていうことです。生まれて間もない赤ちゃんの立場になってみましょう。そうするとまず、あんなにあったかくてボンヤリしてたのに、いきなりなんだかすごいことになっていて、しかもお腹がすいたって言えないし、お腹が痛いも言えないし、あと、うんちみたいなものが溜まってることとかもぜんぜん言葉で言えないし、昼とか夜とかがあるってことさえ知らない。だけど最初にわかるのは、とにかくなにか大変だ！ってことを言わなきゃならない。そこで泣くわけですね。

ところがですね、これは整体の見方ですけれども、観察している側がそれに気がついて、このひとは大変だなぁって見ていると、まず一ヵ月ぐらい経ったら赤ちゃんのお口がニーって動くんです。そうするとお母さんお父さんとかは「ああ、笑った！」って言うんだけど、これは反射なんですよ。消化器が動くと笑うんですね。つまり、お腹にしっかり栄養物が入って吸収ができると笑顔になるわけです。「あ、笑った！」ってなると、笑ってほしくていろいろしたくなりますよね。

野上　うん、そうですね。

川﨑　こういう仕組みができあがっているとするならば、それに早く気がついて見つけていける能力が最終的には不足不満を減らすことになるんです。そして整体は妊娠初期、お腹の中から観察をはじめるので、その段階から不足不満に気がついていける、あとは間に合うっていう言い方をしてます。妊婦さんのお腹に表情がある、お腹が怒ってるとか笑ってるとかっていうふうにみるわけです。だからお母さんの機嫌が悪いと、こどもの機嫌が悪い。お母さんの機嫌がいいと、こどもの機嫌がいい。

じゃあ、お母さんの機嫌がいいって、どういうことかな？ってことになりますよね。もともとひとりのひとだったんだから、生まれてからも機嫌がいいことを維持させられるかどうか、っていうことです。「え〜、そんなの無理よ〜」って、いま読んでるひとは思うかもしれません。だけれども、こどもにとって機嫌がいいことは命に直結してることなので、そうでないと命が不足するっていうことなんですよ。命が不満を言ってるってことだと思ってもらうといいですね。

野上　ふんふん。

川﨑　だから、生まれた赤ちゃんにすこし不満げな感じを感じられたら、そこからアプローチしていけばいい。例えば赤ちゃんを抱っこしたら、表情がいろいろ変わって面白いですよね。目の動き、口の動きは全部お腹の運動と連動してるから、まずお口を見るとおちょぼ口になってて、吸いたい感じをちゃんと覚えてるんです。お腹の中でお手手をチュッチュッと吸う練習は準備万端整えてきてるので、生まれたら、まず吸い付く力は持ってます。吸う運動のみの体で生まれてきてるので、吸うことを満足させられればいいわけです。そして、寝たり起きたりを繰り返す。これは大人になってもそうですね。運動してくたびれたらどうしますか?

野上　眠る。

川﨑　そうですね。寝て起きたら、今度は運動したぶんだけお腹がすくようにできてるわけですから、とにかくそこに不満があるかどうか、これぐらいにシンプルにできあがってる。運動してごはんを食べて眠る、このサイクルが、ちいちゃいけどものすごく高速に起きてると思っていただきたい。

野上　うん。

川﨑　あの、大きくなってしまったら、食べなくてもいいやって思える。これはもう死んでることなんですけど、食べずには生きておれないっていうのがこどもの状態なので。赤ちゃんの場合は、そういう一定のリズムを観察していただければと思います。

十五分ごとに変わってる

川﨑　本当に本当にものすごく細かく赤ちゃんを観察するとですね、だいたい十五分ごとに変わってるんですよ。

野上　ふ〜ん。それが高速っていうことですか？

川﨑　そうです。赤ちゃんのそばにいたらわかると思うけど、グウしてる手の中に、いっぱい毛とかなんか溜まってるでしょ。なんじゃこれ、みたいなの。どんどん細胞分裂して、手の皮もむけるし、垢が増えていくのは内側からどんどん細胞分裂してるから、皮膚がどんどんはがれてっちゃうのね。内側からめくれてっちゃって、玉ねぎの中が大きくなるみたいなことがずっと起きてるわけです。皮膚ができあがるのに十歳くらいまでかかるので、生まれて十年間は皮膚づくり、消化器づくり、それに専念しなきゃならない。そうすると、十五分どうやってお母さんたちが眺めていられるかってことです。

野上　その、十五分ごとに運動が高速で起こってるって、わたしはバタバタしたりとか、そういう運動を思い浮かべちゃうんですけど、体の中の、自然の運動っていうことですか？

川﨑　とにかくね、赤ちゃんを一時間ぼんやり見てみてほしいんです。一時間集中してぼんやり見てるとわかってきます。この一時間みるってことさえもみんなできないんですね。

だけど、一時間ぼんやり見てると、例えば眼球運動。寝てるときなんかは左右に動きますけれども、パッパパッパッパッて変わっていく。つまり神経がどんどん発達してるから、すごい動きになってるんですね。あとは呼吸です。呼吸も心臓も、ものすごく速いですから、どんどんどんどん動く動き、こういうものが呼吸といっしょに連動して動いている。あと、収縮したり開いたりする、手足をバタバタさせる運動は神経が働くからだだから、特に寝てるときに観察してもらうと、ビクッて動いたりグッてなったり、大きな音がしたらものすごい勢いでびっくりしますね。それは全身の神経が外の音に集中できるようにできてるからで、音に敏感でないと泣けませんから。

野上　ふーん

川崎　だから、からだ全体で音を感じる、振動で感じてる。そういう神経の発達が進んでいく。一時間くらい抱っこして見ていると、顔なんて常に動いてるから。この顔の動きぐらい体の中に運動が起きてると思ってもらうといい。

十五分ていう単位もほんというと、もっと短いですよ。いちばん基本になる単位は呼吸です。吸って吐いて吸って吐いて……これによって体の収縮や広がりが起きている。あと心臓の運動ですね。心臓っていうのは収縮して、血流を集めて、また出しますね。こんなリズムで体の中は動いてるわけで。だからトクトクトクトクっていったり、お手手もビリリって動いたり、あとはちょっと大きくなったら、お首をこう回しはじめますね。首の運動をして吸う力を鍛えるわけです。お母さんのおっぱいを吸う力が出ないと飲みこめないので、しょっちゅう飲んでもらわないと困るわけですね。で、最初はうまく吸えないからすぐ離すんです。吸うのは大変なんですね、吐けないし。呼吸もしなきゃならないからね。

野上　そっか……

川崎　こうやって吸う運動からコツコツ練習をはじめる、何度か様子を見て飲ませる。これが赤ちゃんにとってはは刺激になってるわけですね。そういう意味で十五分なんです。運動としての十五分て、そういうリズムのことを言ってます。

気づく回数

川崎　これが自然というもので、こどものほうはこういう速度で動いています。あ、お腹すいた、と同時にうんちも出ちゃう、うーんでもちょっと眠たい、どれも同時進行だ、でも言えるのは泣くだけだ……。で、お母さんがやることは、いきなりおっぱいを飲ませる。いや、違うのに～。で、「にゃ！」って言って、「おいしくないの？」とか言われちゃう。いやそういうことじゃなくてさあ……（笑）順番的にまずお腹いたいんですけど……って、こういうことが、毎日重なっていくわけです。

野上　うん。

川崎　だから問題は、気づく回数だけだと思ってもらうといい。そしてそのサイズはちいさくていいってことですね。十五分ごとに変わってるなんていうのは、ずっと見てないとわからないことです。だけど、産後まもなくは三時間ごとにおっぱいあげましょうとか言われてるんだから、三時間のあいだに十五分が何回かあるんだなあと思って、気になるんだったらそのあいだに何度か見る。

もうこれが三人目、四人目になると三時間ごとでも見ませんね。六時間ごとに見るぐらいになってきます。ちょっとわかってくるのもあるよね。だから気づく回数が最初はたくさんある。うんち、おしっこのリズムもわかる。そしたら次になにが来るかもわかる。お母さんになっていって覚えていけばいくほど手抜きができるわけで、最終的にはこどもの満足が見えれば見えるほど楽になっていくっていうのが、子育ての仕組みなんですよ。

みんな「ちゃんとやらなきゃ」ってよく言うんで

すけど、「ちゃんと」っていう言葉ほど、まったくわけのわからないものはないんですよ。母親にとってのちゃんとと、こどもにとってのちゃんとがこれだけ違うんだから、もうとにかく、こどものほうが速度感があることをさっと認めちゃうことですね。そして、自分がやれる範囲でやって、あいだで助けてもらうことです。やっぱりここで大事なことは、「不安なんです」「わからないんです」って言えるようにすることです。

特に今、ひとり目をお育ての方は、一度っきりしかないと思うから真剣になるわけで、真剣に勝負してるんだから、お休みが必要でしょ。例えばボクシングってすっごい緊張感だから一ラウンドが三分しかないわけですよ。これをやってると思ってもらえるといいかな。つまりあいだにレフリーとかセコンドがいて、白いタオルを投げたりしないとなんないわけ。それぐらいに、「不足不満」に関してもわかんなくて自然だと思ってもらうといいかもしれません。全部がはじめてなんだから、わかんなくていいんです。

そしてこどもさんのいい点は、すぐに新しい一手を与えてくれるということです。例えば生後一ヵ月くらいの赤ちゃんは泣きますけど、それがなんのことかわからなくてすぐ寝ちゃう。つまり体力がないので、そこそこ泣いて誰もいなかったらもう寝ちゃうんです。だから、よく寝る子ねぇって言うけれども、それはもう諦めた姿だと思ってください(笑)

野上　(笑)

川﨑　こどもはさっさと生き延びる術をどんどん吸収しながら育っていってますから。それにとにかく速度が速いので、ついていけないっていうことに気がつくこと。とにかく休みながら、しょっちゅう顔を見てればいいっていうことですね。

赤ちゃんの満足

川崎　あとは、イヤイヤもそうですけれど、不足・不満はとにかく体力の余ってるときに起きる、これを覚えておくといいんですね。こどもが自己主張するのは体力があるからです。

赤ちゃんから不足不満が出てきた場合、「違う」って言いはじめますね。おっぱいじゃないとか、今はおしっこじゃないとか。本当はそこに間に合えばいいですけど、こどもの場合、乳児のときに気づいてもらえなかったらもう言わなくなります。乳児のときに気がついて、どんどん間に合うようになってくると、いちばんわかりやすいのは泣かなくなるってことです。泣かなくても済むようになるんですね。

野上　ふーん。それは、お母さんのほうが気づいておっぱいあげたりオムツかえたりとかができてると泣かなくなる。それと、諦めて泣かなくなるのは、まったく別の泣かなくなる……

川崎　そうです。もっと言うと、オムツにしてもタイミングの問題じゃなくて、赤ちゃんがお腹の中にうんちがあったりおしっこがあるときに気持ちが悪くてバタバタすることに気がつくかどうかですね。だいたいはみんな、濡れてるから泣くんだとか、うんちが気持ち悪くて泣くんだと思っちゃうんです。でも、お腹いたいね、とか、そういうのに気がついてくれると、本人も気がついてくれたなってなるから、それで教えてくれるんです、赤ちゃんのほうから。

野上　ふーん

川崎　そうすると、「にゅ」って言ったり「にゃ」って言ったりするんですね、三ヵ月四ヵ月でも。まあもうひとつ言うと、オムツはやっぱり親の都合だから。紙オムツの場合は吸収性がいいので、いつまででもしてられると。でも、うんちおしっこが気持ちいいってことを教えてあげられれば、教えてくれるものなんですよね。おいしいもの食べたら「おいしかった」って教えたくなるのといっしょで、さっぱりしたら「さっぱりしたんだけどー」って言いたくなるのが人間のこどもなんですよ。

だから、とにかくお口を動かしておっぱいが間に合う、あとは、うんちしてそれをすぐ気持ちよく拭いてもらう。赤ちゃんの場合は拭いてもらったりあたためてもらうの大好きだから、ちょっちょっと拭いてあげたりなでてあげたりすると、やっぱり満足度が違いますかね。あの、ツヤが違ってくるから。なんというか、おしりとか、太ももとか、お腹のツヤが。

野上　満足してると？

川崎　そうそうそう。だから不満・満足で言うと、言葉にできないぶんだけ体にツヤツヤ感で出たり、ずっしり感で出てくるわけですよ。

野上　そっか。

川崎　あの、そんなふうに不足・不満ていうのは表現でわかるようにできてるので、とにかく見てればいい。こういうふうに動いてるなって、見てることですね。

いっしょに育っていってる

野上　こどもの不足不満もそうなんですけど、それと同じくらい母親の不足不満もあるだろうし、でもここまで聞いてきて、こどもの不足満足と大人の不足満足って分けられないなあと感じて。だからこそお母さんひとりであれもこれも……と思ってのめりこんじゃうのかなあと。

川崎　そうですね。大人は面倒みないといけないって思うからとっても大変なんですね。もし自分が赤ちゃんを面倒みないといけないと感じたとき、いちばんやってほしいのは、自分が赤ちゃんに面倒みてもらうことなんです。つまり、お母さんが誰か助けてほしいなーって思うと、こどもを面倒みなきゃいけないって感じるようにできてるんです。お子さんがそういうことを教えてくれてるんですね。

野上　あぁ、そっか……

川崎　整体では、運動でそのひとの状態を観察するんですけど、生理機能も感情的なものも自然に起きてるとみるんですね。なので赤ちゃんが泣いたら、その泣き方を観察する。そしてお母さんが不安なときに赤ちゃんが泣くのであれば、お母さんの栄養状態の影響がとっても大きいということになります。お母さんが眠れなくなったり、食べられなくなってくると、赤ちゃんのほうもそういう状態になって、悪循環になるということです。

どうしてそうなるかっていうと、女性の場合はおっぱいをあげるとか、もしくはおっぱいが出なくても、世話をすることでホルモンが変わっちゃうんですね。ホルモン自体の不安定さからそうなるんですけど、産後、体が休めなくて、産後鬱になっちゃうことがある。産んだ結果、こういうふうにはっきり症状が出る方の場合、まずは子育てよりも自分を大事にすることが優先なんですね。赤ちゃん産めただけでもすばらしいことです。休むことが先の体の場合はそういうことが起きます。なので、いっしょに育っていってる感じだね。

野上　お母さんの体が、赤ちゃんが育つのといっしょに育ってるっていうことですか？

川崎　そうです。そして、赤ちゃんって自分じゃ動けないのに、ものすごくエネルギーを消費させるんですね。大人をいっぱい動かす力が本能的にあるんです。で、それに動かされていいわけですよ。動かされた上でもうひとつ大事な点は、赤ちゃんからもご褒美があるんです。例えば赤ちゃんが寝ると眠くなります。

野上　うん。

川崎　それは、赤ちゃんが寝てるあいだは寝ていいような分量で、おっぱいとか眠気とかが出てくるようにできてるので。「あ、やばい、寝ちゃった!」とか言うんですけど、ちゃんと赤ちゃんをつぶさないで眠れるようにできてるんですよ。横で寝てて、ちょっとでもなんかあるとビクッてなっちゃうっていう心配をしてるひとがいたんですけど、それはビクッてなったときに起きるようにちゃんとできてるから、寝るときは寝ちゃって大丈夫だよ、こう言えばちょっと落ち着いてもらえるかなあと思います。

お母さんの不足不満

川崎　じゃあ、お母さん自身の不足不満ですけど、これは相談する年齢にもよると思うんだけれども、ほとんどは食べることで解消できることが多いんです。

野上　お母さん自身が食べることで?

川崎　そうです。きちんと食べられてたら、だいたいは問題ないことが多いんです。もうあの、特にお産のあとの体っていうのは栄養がとても大事なんですよ。栄養が行き届いてないと、やっぱりいろいろと不足不満につながる。

よくあるのは、フワフワしたものをいっぱい詰めこんで、要はパンだけで済ますとか、甘いもので済ますとかやってると、どんどん肝臓負担が増えてきて、お米だけにしちゃうとか、極端になってくるっていうのもありますね。栄養が偏ってくると、考え方が極端になってきます。これしかないんだとか、こういうことしかやれないんだとか、そうなってきたらわれわれはごはんが足りないとか、味噌汁のんだほうがいいとか、しっかり食べられてないとか、そんなところからみてあげる。

いや、眠るほうが先でしょって思うかもしれないけども、だいたいは食べたら眠くなるから、そっちのほうが先なんですよね。だから栄養がとれるように食べてもらう、それが落ち着いてリズムがまた戻ってくると、考え方もちょっと変わってくるんですよね。

野上　ふーん

川﨑　だからもし、お子さんの不足不満が見えてきたら「わたし、ごはん食べられてるかな?」と思ってみてください。産後は食べ方がぜんぶ変わってしまうんです。ひとりのときの食べ方と、骨盤が開いて閉じてからのごはんの食べ方ではぜんぜん変わっちゃうんですね。栄養をしっかりとらないと疲れやすくなっちゃうので、まずそこが一個目かな。

それでも不足不満が抜けない場合は、やはり、ひとりになる時間が必要。でも、これも難しいですね。できればお子さんと離れる時間をつくって、家族以外のひとに一、二時間、話を聞いてもらうのがいちばんいい。そうしてもらうとだいぶお腹も減るし、すこし横になる時間もできてくるかなあとは思う。

野上　うんうん。

川﨑　でもまあ、不満は解消するというよりは、お子さんといっしょで、「自分はなにがいちばん負担になってるかな?」って考えられるくらいに、体力を回復させることがいちばんだと思ってもらうといいですね。栄養状態がよくなると考えられるようになるし、それが落ち着いてきたら眠りたいとか、次こうしたいって言えるようになるんです。でも、その機能が低下してると、そういうこともわからなくなっちゃうんで。だからまあ、ちょっと行ける範囲で話をするとか、そういう運動発散でとにかくお腹をすかせることとです。

野上　そっか。そういう体力をお母さん自身が持ってること、っていうことですか？

川崎　そうですね。そこの部分で言うと、体力の問題をずっと言ってるし、こどもの体力はお母さんの体力とイコールですよ、って言ってるんだから、そこさえ間違えなければ、なんとかやっていけるっていうのがこどもを産んだひとの体なんですね。つまり産んだところから、こどもを育てられる体に変わっちゃってるから、大変と言いながらも、こどもといっしょに体力づくりをやってるうちにやれるようになっていってるということです。

もうちょっと具体的に言うと、こどもがだいたい六歳くらいまでは、お母さんが咄嗟にグッて持ち上げられるくらいの反射能力があるはずなんですね。要は火事場のクソ力ってやつです。もっと言うと、その潜在体力がないと、こどもを産めないわけです。そのひとの体が弱かったら産む体力もない。逆にどんなに弱々しい感じのひとでも、うわ、めちゃめちゃこのひと体力あるなあ、体力使ってないなあ。つまり使ってるかどうかでみる。ポテンシャルも体力っていうふうにわれわれはみていて、こちらのほうを重要視してるんですけど、この咄嗟に出ちゃったものが、体の中の命とものすごく関係があるんです。だから、整体からみた体力ですね。エネルギーっていうふうにみてるわけで。

そうなると、そのひとの体力の観察には、不足・不満をみることは欠かせないことだから、不足不満を問題として解消しようとみてないんですね。つまり大人とこどもは違う生き物で、芋虫さんと蝶々さんがどうやってやっていくか、っていう問題としてみるし、問題を解決しようっていうふうには力を使わないっていうことです。

野上　ふーん

川﨑　この、こどもの中の不足不満の問題と、母親の体の不足不満の問題はそれぞれ別個にも捉えられるけれども、重なりあってることでもあるので、ちょっと複雑になります。だけど、そこをその、なんとかしたいなあっていうことも含めて、よりその関係性に協力するひとの見方をたくさん増やすことで成長をみていくような問題というふうに、不足不満をみてもらうといいと思う。どうしてそう言えるかといったら、母親の不足不満は、お母さんが八十になっても、こどもが六十になってもずっと続くからなんですよ。

野上　（笑）

川﨑　つまり、一回母親の仕事をしちゃったら、そういう経験でものをみる見方を覚えたことになるので、それによって体に不足不満が新しく加わっているわけで、これは母親になったひと独特なものだと思ってもらうといいかなあと思います。

父親になる

川﨑　じゃあ、父親の話がぜんぜん出てこなかったんだけれど、父親になるっていうことも、大事な点です。整体の中で父親が父親になっていくことは、女性がこどもを妊娠したところからはじまるんですけれど、こどもができたってことは、自分の仕事を省みることになるんですね。社会的な仕事も省みる、そこから生き方を考えてみるっていうふうに、男性の中でもひとつ変わり目になります。その意識がちょっと薄いと、赤ちゃん返りをしてしまうひともたくさんいるんですけど、その話は置いといて（笑）

とにかく男性においての不足不満はなにかっていうと、こどもができた段階で、それこそ自分の奥さんが役割の違うひとになってしまう。もっと言うと女性の体の変化が大きいので、性格まで変わってしまうのをどうやって受け入れていくかっていう問題になります。どうしても男性は女性に対して理想を求めるので、嬉しい反面、どうしていいかわからないところがある。そこをどうやって埋めていくかを、実際に奥さんをいろいろ手伝うことでやっていけばいいと思うんですね。あの、仕事があったとしても一個でもやれればいいと思いますから。手伝うというよりは当然のことで、ひとつでもやること。

それで、男のひとがやることとしては、お母さんがこどもに機嫌よくしてもらうのと同じで、とにかく奥さんにニコニコしてもらう。あと、ちゃんとごはんを食べてもらえるようにしてあげることがいちばんかなあと思います。女性の場合はきちんとごはんが食べられて、眠れるかがとっても大切で、男性にはそれを維持できる能力があるんですね。例えばごはんちょっと抜きましょうって言うと、だいたい男のひとは三日坊主でもやりますけど、女のひとに言ってもだいたいできない。それぐらいに、女のひとが食べ物をコントロールすることは難しいんです。でも男性はそういうことができる体をしてるので、観察する側に回って女性を見てあげること。あとはとにかく機嫌を見てあげて、ご機嫌が斜めなときは、怒られてもいいからいろいろやってあげることだと思います。

野上　うん

川﨑　意外とお父さんやりはじめると、向いてるひとはどんどんはまっちゃうので、それこそお母さん化していかないように気をつけないと、家にお母さんがふたりいるのも、こどもにとっては大変なんですね。逆にお父さんがふたりいても困るし(笑)だけど、そうやって世話をするのに向いてる男性もいるのでね。まあこどもが生まれると、そういうことが如実にわかる。

男性の場合、こどもが生まれて赤ちゃん返りするひとは、もともと自分のことしか考えずにやってきたひと。逆にこうしてあげたいなって考えるひとは、もともと自分よりも他のひとのことばっかり考えちゃうひとなんですよね。面倒みるひとは面倒みるし、興味ないひとは興味なくなっちゃう。だからって、ひとでなしとか思わないでください。体がそういう向きだっただけです。誰かの面倒みるっていうのは、なかなか高度なことでもあるので、こどもができたからって、いきなりできることでもないんだなあと思ってもらえばいいしね。そういう意味では、お子さんが生まれたところから、お父さんお母さんっていうものに、ちょっとずつなっていってるんだなあと思うといいかな。

こどもといっしょにお風呂に入る

川﨑　だから、例えばその、お風呂に入れてもらうのをご主人にお願いしたりとか。お父さんがこどもとお風呂に入れば、そのあいだ、お母さんはひとりでちょっと休めることにもなるので。これが男性にとってもこどもを観察するのにいちばんいい時間だし、それに、こどもといっしょにお風呂に入ると、体が緩んで疲労がとれやすいんです。

野上　ふーん

川﨑　うん。だから昔のお父さんは、順番で、どんどん入れてくわけ。まあ、お兄ちゃんから先に入れたほうが、あとからお手伝いもしてもらえるからいいよね。で、ひとりずつ、お兄ちゃんできたら次、二番目いれて、赤ちゃんも入れて、風呂の中でワイワイやって、まあ三十分もやってると、くたびれると思う。でもこどもといっしょに入ってると、あっという間にお風呂場があったかくなるから。それでひとりずつ拭きながら、体の様子を見るんです。最初は大変だけど、慣れてくると、はい、はい、はいー、って、抱っこしたり入れたりしながら、今日はちょっと硬いなあとか冷たいなとか、ちょっと風邪ひきはじめたな、とかね、そういう観察ができるんです。

で、ひととおり三人だして自分も出て、水分とってちょっと休憩しますよね。そうすると、すごく満足感が出てくるんですよ。これが大事。誰かの世話をすると、実は満足感があるものなんです。ああ、会社でなんかひどいこと言われたけど、家ではやれてるじゃん、とかね。あとは自分以外のひとの面倒をみることの大変さが、丈夫さをつくるんですね。

そこで大事なのは奥さんから「ありがとう」って、お礼の言葉をもらえるようにやる。逆に自分も「ありがとう」って言ってあげないと、お互いをねぎらうことになりませんから。そういうことが大事です。で、ひととおりこどもを寝かせたらもう一回お風呂入ってもいいんですよ。でも、だいたいそこで倒れると思う。

野上　(笑)

川﨑　毎日、三人いれられたらすごいと思う。たまにお風呂、主人が入れてます、って聞くと、すばらしいなあと思って、すごいですね、って言うと、そうですか?　なんて奥さん言ってますけど。こどもをお風呂に入れるって、なかなか難しいんですよ。

野上　そっか〜

川崎　だって仕事が遅かったりしたら入れられないしさ。だから、たまのお休みだけでもお風呂いれて奥さんがちょっとお休みできるようにしてあげるとかね、それでもいいと思うんですけどね。

お父さんの不足不満

川崎　じゃあ、お父さん自身の不足不満はどうするかっていう問題ですけど、ここに、どうしてもいろいろと他の問題が出てきます。仕事で疲れてるのに、っていうのもあると思います。だけれども、もうちょっとつっこんでいくと、例えばお母さんが帝王切開でこどもを産むとしてね。やっぱり男として、奥さんが自分のこどもを産むのにお腹を三回でも四回でも切るようなことがあるということは、とってもすごいことでしょう。そう考えていただいたら、男性もひとりで我慢することをちゃんと覚えないといけないわけです。ちょっとひとりでごはん食べるとか、自分とこどもだけで実家に行くとかね。それも成長だと思ってもらうと、必ずお仕事にも役立つことなので、それに向き合ってるひとほど家族として成長していけるもんだと思う。

男性の場合は、そういうふうに自立と関係あると思って、こどもができる男性っていうのは、そこを伸ばすためにこどもが生まれてると思うんですね。やはりお子さんが三人いたら、三人ぶんの体力を持ってるから三人のお父さんなわけで。そういうふうに、お子さんは夫婦の体力だと思ってみてます。

不足不満は解消できない

川崎　ここまでお話を聞いてみて、いかがですか？

野上　えっと、こどもの話に戻るんですけど、わたし勝手なイメージで、その、二、三歳の子たちがお母さんにイヤイヤ言ったりする部分を「不足と満足」だと考えていたので、今回、話を聞いて、赤ちゃんからなんだ〜と。

川崎　つまり、二、三歳の子たちは、生まれてからの蓄積でイヤイヤって言ってるから。

野上　はあ〜〜〜

川崎　わかっていただけるでしょうか（笑）満足感っていうのは、お話ししたように回数とか量なので、これぐらいのことかな、っていうことを感じとれるかどうかだと思うんです。だからずっと話を聞いてなかったら、主張はすごく強いものになる。でも、ちょっとのことだったら、たぶんグズグズ言うだけです。それならまだなんとかなるんですけど、こどもが怒ったときです。こどもを怒らせるっていうのが最大級に不足不満は残ると思ってもらうといいかなあ。赤ちゃんも、にゃーんて泣いてるときはまだいいんだけど、もう怒るときがあるんです。赤ちゃんが怒ったら、怒りをしずめるのはなかなか難しい。怒らせちゃったなあ、ってことは完全に自分が怒ってるわけね。お母さんが怒ってる状態です。

野上　うん。

川崎　そしたら、それがやはりバロメーターになると思います。不足不満ならまだ対処ができるけど、怒ったらそうなる。

野上　そっか。わたしの甥っ子もすごいおこりんぼで、三歳のときに下の子が生まれたのもあって、ほんとに地団駄ふむみたいな（笑）

川崎　漫画みたいに怒るよね（笑）そしたら最後に、不足不満に関しては解消できないっていうことを覚えておくことのほうがよくて、不足不満を使うようにすることが大事なんです。自分にとってなにが不足不満かがわかってくれれば、体力づくりに使うことになります。
使うっていうのはどういうことかというと、みんなで共有していく形で体力づくりとして分散させて、運動に変えてあげるわけですね。赤ちゃんのときはもう、どう考えても追いつかないことだったり、間に合わなかったりすることがいろいろあります。その反省も大事だけれど、それよりも、やっぱりどんどん大きくなっていっちゃうので、今からどうやってそれに付き合おうかっていうふうに考えを変えていく。例えばイヤイヤなら、イヤにも区別をつけてくとかさ。

野上　うん

川崎　怒っちゃってる場合は、もうすでに何回か怒るような経験をした結果、いま怒って爆発してるので。だからまずは怒ってもいいよって認めることですね。こどもを肯定していく。それと、大人はどう対処したらいいかっていう問題がありますね。
ここで、一貫性っていう言葉が出てきます。まあ躾の入り口の話になりますけれど、躾っていうのは大人をしつける。こどものことじゃないです。こどもに怒りを教えて貰ったんだったら、自分たちがその怒りに対して、感情を使わずにどうやって伝えていくかっていう運動なんですね。いちばん大事なことは、その方法は違いますよ、間違ってますって教えてあげることだから。そして、相手のことがわかれば、そうだったんだね、ということを認める。でも、それだけじゃ収まらないでしょ。諦めることもわかってもらわなきゃいけないので、これも事実だからさ。で、大事な点は、これもこのまま置いとくんですね。

野上　ふーん

川崎　これを話題にしないで、その子はなにがたのしいかってことにつなげてあげるわけです。その甥っ子さんはなにが好きなんですか？

野上　とにかく走ったりするのが大好きで。

川﨑　そしたらイヤイヤ言ってるときは、仕方がないことで一貫して諦めてもらう。で、そのあとですね、こんど走りに行こうか、と言ったり、行きたいところに何気に連れていくとか、それでたのしくしてもらって、がんばったから走れたね、って過去形にするわけです。イヤイヤも運動だよ、走るのも運動だよっていうことを、いっしょに置いといてあげるわけですよ。そうすると、事実だからこれは。

よくあるのは、こういうことしたらこうしてあげる、と交換条件にしたり、ここで我慢すればどこかに行けるよって取引にしてしまうこと。取引にしてしまうと、取引をする子になります。あとは怒鳴りちらしちゃったら、言わなくなる子になって、手が出たり、暴力になってしまう場合もありますね。これも違うってことです。だからいちばんわかりやすいのは、そのまま伝えること。無理なことは無理っていうのは伝えてあげたほうがいい事実でしょ。

野上　うん。

川﨑　仕方ないね、って受け取った上で、ひとつがんばったら、ひとつそういうことを用意して、実現させてあげるように約束することです。約束をきちんとおこなってもらうと、それは次につながることだと思います。

※こゆきの会……高尾に住むお母さんたちが川﨑さんを招いて毎月主催している、子育て相談と手当法の会。

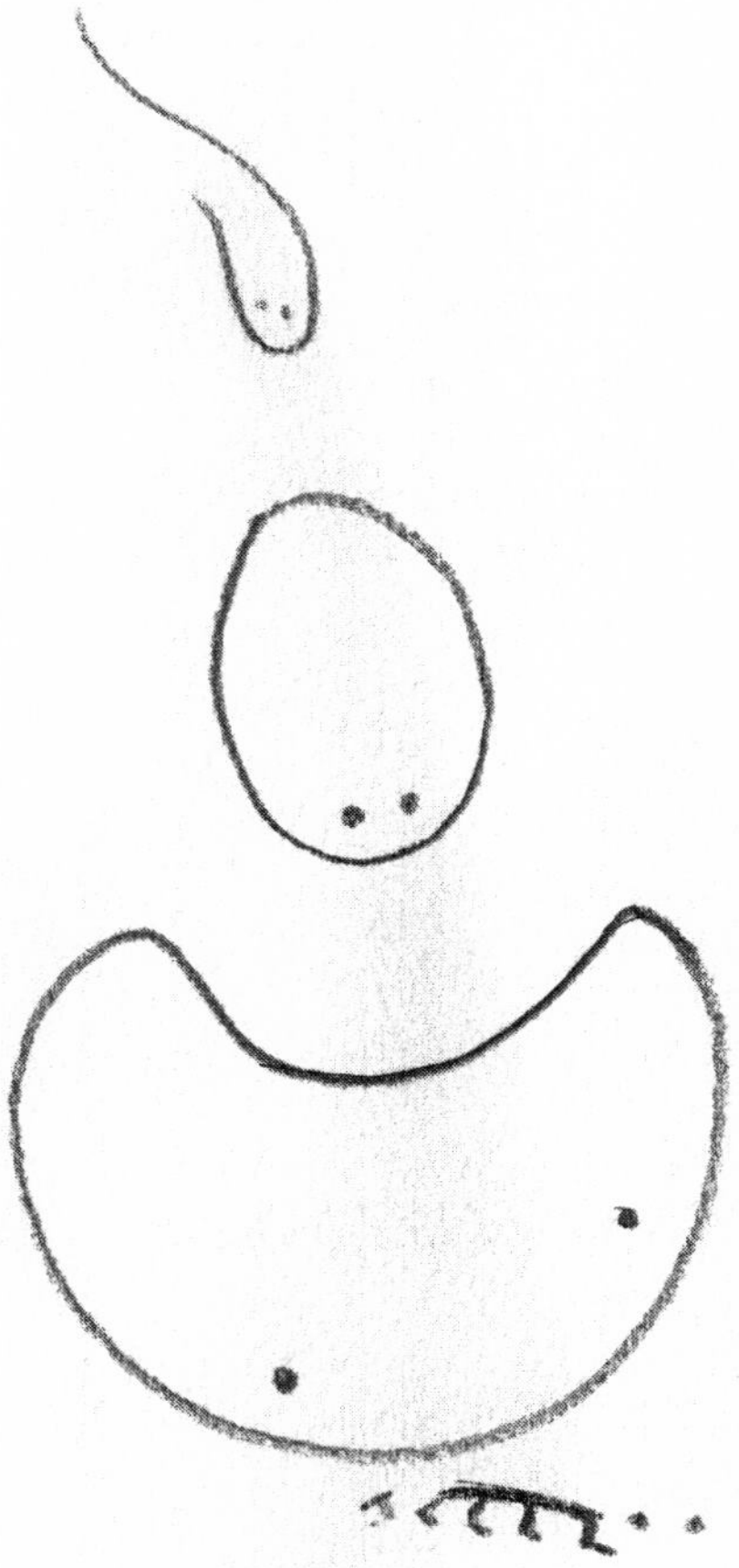

躾のお話

躾は親から

野上　前回のお話で、躾っていう言葉が出てきました。あの、いちばん驚いたのは、躾は親がこどもにするものだってわたしは当たり前に思っていたけど、そうじゃないんですよ、っていう話を川﨑さんがしていて、今日はそのあたりの話が聞きたいなあと思います。

川﨑　そうですね。躾って、なんとなくから出発してることが多くて、ほとんどが面倒みるひとに任されちゃってるんですけど、大人がこどもにどうしてほしいかを伝えるコミュニケーションなわけですね。それで、その、大人をしつける（笑）あの、大人は躾が必要なんですよ。でも、まず大人になれるかどうかっていう問題があって（笑）そして大人になると本当にいろんな生き方があるから、みんな目標とするものがわからなくなるんです。そういうときにいちばんはっきりと意識できるのは、こども時代に大人を見ていた目なんですよね。こどものときに、あ、こんな大人いいな、こうありたいなっていうものを体の中に持っていたか、持っていなかったかでは、大きく違います。

それで、その躾に関してですけど、整体の中には掟というものがあります。それからもっと身近なものだったら、ルールってものがあります。これが大切になってくる。ルールはどうしてあるのかっていうのが躾の中にはあるんですよ。でもこれは目に見えないから、どうやって教えるのかといったら、体の感覚で学んでいくことになりますね。

いちばんやってしまいがちなのは、している行為を怒ってやめさせることが多い。だけど、怒ることは止める側の問題であって、やってる本人は自分がなにを怒られてるのかわからないってことになりますね。だから躾に関しては、しつける側にルールっていうものに対しての意識がしっかりあるのかないのかで変わっちゃうものなので、大人が親になったところから考えることになりますね。親にしつけられなかったり、躾をされた経験のないひとから教わったひとの場合は、自分がしつけられてなかったことに気がつかないとならないんですよね。で、しつけられてないことに気がつくきっかけは、だいたいは悪いことしちゃって捕まったりするときです(笑)

野上　(笑)

どうして横断歩道はあるんですか?

川﨑　でも、それじゃ遅いわけよね。じゃあここでひとつ質問します。どうして横断歩道はあるんですか?

野上　うーん。車と歩くひとがぶつかったり、事故にならないように、お互いに見えるルールとしてあるのかな?

川﨑　これは言語じゃないけど、ルールだよね。

野上　そうですね。

川﨑　それで、そのルールがわからない大人がたくさんいるから事故が起こるわけでしょ。それぐらいに、自分が体感しないと徹底できないものがあるんですよ。じゃあ、朝はやくに横断歩道に来ました。目の前の信号は赤で、自分は信号で待ってます。ところがです。右を見ても左を見ても、車が全然いないと。それを確認した上で、急ぎたい場合、赤信号渡るひとがいるだろうかいないだろうか。

野上　います。

川﨑　これが躾に近いものだと思うんですよ。

野上　ふーん……

川崎　つまり、誰もいないんだから渡ってもいいじゃないかって考えると思うんです。だけども、そういうことじゃないんですよね。誰もいなくても、そういうことをおこなうかおこなわないかってことなんですよ。これが躾のもとになってると思うんです。

赤になったら待つことです。もっと言うと、わたし今よくやるのは、青がチカッとなったら、もう赤を待つ気でそこにいます。ちょっとした余裕を持って、車の運動と、他のひととの距離感を自分なりに理解した上で行動したいんですね。どうして横断歩道があるのか、とか、どうして陸橋があるのか。あそこ行っちゃいけないとかあれしちゃだめよとか、こどもは言われるばっかりでね、どうしてなの？って思ってるはずなんですけれど、自分の体でそれが危険だとわかれば、こどもでもちゃんと学べるようなことだと思うんです。

他の言い方をすると、言語と自分のやってる行動が一致する、それは他のひとから見ても、そうですね、と言える。もしくは、そうじゃないですよ、と指摘されることがわかる年齢は、三歳くらいになります。つまりイヤイヤのあとっていうことですね。もっと言うと、三歳でわかればもういいわけよ。

野上　ふーん

川崎　幼稚園くらいで、手をあげて横断歩道を渡りましょうって言って、みんな手をあげて渡ってるでしょ。つまりそれは、ちいさいから手をあげないと車からは見えないからでしょ。おばあちゃんとかも手あげたほうがいいわけよ。だけど、だいたいおじいちゃんおばあちゃんがやることはなにかといったら、「誰か止まってくれるだろう」。つまり、これが老化ですから。そして横断歩道を渡りません。もっとも自分が最短、楽な方法を選びますから。つまりもう自分で自分がしつけられなくなっちゃうわけです。いくつになっても自分をしつけていれば、誰にもなにも言われることはないんですよ。

だから逆に言うと、三歳の認識を保つことが躾になるんです。それぐらいに若さっていうのは明確に物事を記憶していて、一生からだの中に残ってるってことですね。こどもの頃のことは覚えてませんとか、みんな言うんですよ。だけど、ちゃんと大人になれてるってことは、三歳くらいでしっかりしてくるからで、そのあともそれをずーっと守り続ける体があるんですよ。

野上　うんうん。

川﨑　不思議だなあと思うんだけれども、生き物はそういうふうにできてるんだと思う。生き物の中に生き物を維持する方法として掟があるっていうふうにわたしは感じていて、それによってお互いに阻害がないように生まれてきてる。そういうものの上に立って、躾って言ってるわけです。そしてすでに、三歳でルールを理解できる体を持ってるってことですね。

野上　ふーん

川﨑　すごいんですよ。だからそこをみてあげないといけないし、そのときに、お父さんお母さん自身は、ルールを守れてるかどうか。

お父さんお母さんの躾

野上　うーん、話を聞いていて、親の躾は赤ちゃんができたところからなのかと思ってたんですが、それだと遅いのでは……と思いはじめてます。

川﨑　そうなんです（笑）整体をやってる方だった

ら、結婚する前から考えます。結婚するひとのことを考える。つまり、そのひととやっていくときにルールがいるじゃない。そこからなんですよね。で、女性はそれを無意識にやるわけです。「背が高いひとが好き」とか、「このひとはスポーツが万能だから好き」とか。これはもう、そういうルールづくりのための条件を満たしてるかどうかで相手を選んでるわけで。

野上　ふーん

川崎　女性たちは自分の体に合ってるかどうかを無意識に選ぶんですけれども、自分は除外されてるのね。わかる？

野上　そうですね〜（笑）

川崎　そう。自分はどうしたら選ばれるのかってことがわかってないと、ここにやっぱりお互いのルールでいろんな問題が起きてくる。だからそこから見直すわけです。女性の場合、このひとといっしょになって、ちょっと家族でも持ちたいわぁってフウっと感じられたら、もうそこから自分をしつけることがはじまってるわけ。それがあの、まあなんとなく結婚の現実をつくっていくんですね。女性はこの能力がとっても高いんです。もうちっちゃいときからその練習をしてきてますから、ピーンときたひとに会ったら、もうブワーっとそういう現実的な夢が出てきて準備されるわけ。そういうひとがこどもをつくると、もう着々とそれをやればいいだけです。つまり自分の中にそれがあって、それに従ってこどもの面倒みればいいんだから、こどもをしつける必要がない。

野上　ふーん

川崎　かわいいなぁかわいいなぁ。どうしてかわいいかといったら、自分が結婚したいひとと結婚して生活してるからだから、たのしい、嬉しい、それだけでいいわけです。だけど、相手に不満が多い状態で結婚すれば、こういう躾のルールとは遠ざかっていきます。だから結婚にある程度、充足感があればスムーズにいくわけです。

あの、このひとところもができたらどうしたいなっていう夢からでいいと思うし、こうしてみたいな、こんなお父さんであると嬉しいな、こんなお母さんであるといいわね、なんてふたりで話してれば、そうなってくもんだと思うし、そういう躾を自分にしていっていただきたいんですね。そんな体でこどもが生まれて、もう準備ができてると、かわいがるだけで次々とやることすんなり出てくると思うし、こどもが教えてくれるから、こどもの要求に応えていけばいいわけで。こどもの不満は自分たちの不満だから、自分たちの満足はなに？　こういうことが満足だな、っていうことをやればいい。そしたらこどもはそれを見て育ちますから、それだけでいいわけです。こうしちゃいけない、ああしちゃいけないんだ、って自分たちが思ってると、こどもにもああしちゃいけません、こうしちゃいけません、って言っちゃいがちなんで。

野上　うんうん。

人間にはルールがある

川崎　六十になっても七十になっても横断歩道を渡らないひとがいるんだから、言われたからってやることじゃないんですよ。言葉でこうしなさいよって言われても、だいたいはやらない。基本ひとの言うことを聞かないのが人間なんです。これをまず認める。そういうふうにできています。

言うことを聞かせたいひとがいるんです。自分の言うことに従わせたい、っていうふうな考え方を持つひとがいるんですけど、服従させたいっていうのは動物的だっていう言い方をします。ルールに服従はないですから。動物とわたしたち人間の違いはなんなんだろうってことになるわけです。

野上　人間にはルールがあるっていうことですか？

川﨑　そうなんです。どうしてそう言えるかといったら、人間がめちゃめちゃいっぱい生きてるからなんですよ。わたしはいちばん近いのは、蜂とか蟻とかの仲間のように思ってます。なぜなら蜂も蟻も、ものすごくいっぱいいるからです。で、蜂や蟻をよく見ると、やっぱり細かくいろんなルールがあるんですよ。あとは役割を仕事として多岐にわたってやってるんですね。そういうものを見てると、蟻も蜂も人間も、適応能力が高くなると増えるんだなあと。お互いにどうするかっていうテクニックを磨いて、そういうものをたくさん持ってるからだと思うんですね。つまり躾の種類が多様にあったから、人間がここまで増えたということですね。

野上　うーん

川﨑　ということは、動物的なことをやっても、なんにも変わらないんですね。じゃあ、動物的な躾ってなにかといったら、叩くことですよね。だから、人間が人間を家畜として扱ってた時代の名残だと思います。人間が人間を奴隷として扱ってたときの、人間が人間を他の動物だと思ってたときの野蛮な名残で、未だに躾として叩くことをやるひとは、それをやってるわけです。これでしつけられたひとは叩いちゃうわけですね。

だけど今、それはよくないってみんな言うようになったでしょ。じゃあどうすればいいの？ってそういうひとたちは考えるわけです。自分は叩かれて言うことを聞いてきたのに、それ以外はどうすればいいの？っていったときに、そういう方法じゃなくてもこどもは育つんだよって教えてもらわないとなんないわけでしょ。だからこれは本当に、自分をしつけることを問い続けるっていうことを、死ぬまでずーっとやらなきゃいけないわけです。で、自分もいつか誰かに、「助けて」って言われる側になるかもしれない。

野上　うん。

川﨑　そうしたときに、自分がしつけられた方法だったり、自分が自分をしつけてる方法が有効な場合があるんですよ。

ここでもう一回話が戻るけれども、交通ルールになるんですよね。つまり、誰もいなくても赤信号で待ちましょう。そのルールは誰のためか、ってことを考える能力のことを言っていて、これが人間だと思うんですね。どうして待てないの？ってことでしょ。それで事故がなくなるんだったら、それをやればいいじゃない。いやでも欧米では、とかこういう言い方をするひとがいたら、欧米で生活してください。日本で、いま自分が生きてるところのルールについて考えることもできなかったら、やっぱり躾の問題っていうのは難しくなっちゃいますから。躾って結局、自分で自分を問う、そういう作業かなあと思います。どうですか？

野上　そうですね……うーん。いや、ほんとに、自分のことがなんか、ずっと浮かんでて、わたし渡っちゃうなぁと思って。

川﨑　そうです。なのでこれを聞いたときからやればいいんですよ。それが大人になってからの躾。これ、やったほうがいいなと思ったら、実際することです。それをやっていくと、なにが変わるかといったら自分が変わるだけです。自分が渡らないっていいうだけです。で、目の前で渡ってるひとがいても、それもいいっていうふうになる。
よくあるのは、わたしは守ってるのに、あのひとはどうして守らないのっていうことでたくさんの摩擦があります。それはやはり、そのひとがおこなうことに押し付けをしてることになります。だからこれは、そういうこととは一切関係がない。あくまで自分がこうしたほうがいいな、っていうことを自分で実践するだけのことで、自分が変わった気になればいい。
そして、人間がそういうものを持つっていうことを、自分の内側にどんどんつくっていきましょうっていうのがアジアなんですよ。

野上　ふーん

川﨑　つまり、社会的なもので変えようっていう気があまりないのが、アジアのひとの考えることです。西洋のひとは、それを外に法律としてつくりましたね。だけども、アジアのひとはそこは野放しなんですね。そのかわり、自分の中で自分を律しなさいっていうことに対してはめちゃめちゃ厳しいわけです。これはそういう人間の種類なんじゃないかなあとは思います。だから、徳の高いひとっていう言い方をします。徳ってなに？って話で。すごい概念なんですけれど。

野上　うん。

川﨑　徳っていうのは、それこそ躾が行き届いてるということです。だからそのひとが行動することが、いろんな関係性を変えていく、それをひとに求めるのがアジア人の考え方。まあそんな仕組みで、やはり生き物の中にはルールが存在して、人間としてやっていくルールがすでに人間の中にはあるってことです。まあちょっとわかりづらいかもしれないけれども、躾を自分の問題として捉えてもらうほうが楽だと思うんですよね。

お片付け問題

野上　お母さんたちからも、こどもの躾について質問されることが多いんですけど、やっぱりその、誰かにするものではなくて、自分にするっていうことなんですね。

川﨑　そう。こんなことを言うと、きっとみんな、そんなひとになれないわよ、とか考えると思うんです。じゃあ具体的な例をあげましょう。あの、今わたし、子育て広場でボランティアしてます。そうすると、おもちゃで遊んだあとに片付ける問題がありますね。でも、こどもたちがおもちゃで遊ぶっていうのは、はっきり言って仕事だから。たのしく遊んでもらいたいわけです。だけど片付けになると、お片付けしなさいってどうしても言わなきゃいけないってお母さんたちは思ってると思う。あれをこっちに片付けようね、とか言うわけです。だけれども、お母さんは遊んだ当事者じゃないので、やっぱり片付けることに対してこどもの気持ちになりづらいと思うんですね。そうすると、こどもは言うこと聞かないし、片付けしないはずなんです。そしたらどうするか。自分が片付けをするんです。

野上　うん。

川﨑　それも、自分のこどもが遊んだおもちゃかどうかは関係ないんです。片付けたいものがあったら片付けるんです。それをやってるとね、不思議なんだけど、みんなも片付けはじめるんです。つまり、誰かがやってるのを見ると真似したくなるっていうのが人間の働きにあるから、たのしく片付けをやってると真似したくなるものなんですよ。だから言わなくていいわけね。やりなさい、あそこのものを左に持っていきなさいって指示を出さなくても、お片付けは遊びになりますから、遊びとしてやる。あと片付いたあとは、すっきりたのしい場所になって、次の遊びができるね、そういう作用だよって伝えるようにする。そうすると、もう片付けっていうのは躾じゃないですよね。指示を出す必要もなく、身につくことですから。

わたしがこどものときは、靴を揃えなさいっていっぱい言われましたけど、今たぶんそんなことあんまり言わないと思うんですよね。だけど、玄関で靴を揃えて家の中に入ると、出かけるとき楽だからね。それだけのことなんですよ。でも、こどものときは、とにかく靴を揃えなさいしか言われなかったからできないわけで、身につくってそういうことだと思うんですね。躾をされても身につくことと身につかないことがあるから、自分の身についた躾は残っていくと思うんですよ。だいたいお母さんから相談されるこどもにしてほしいことっていうのは、こどもにとっては面白いことじゃないから。

野上　お母さんが自分でたのしくやって面白いことにしちゃうと、それをやっぱりこどもが見て……

川崎　そう。お母さんがたのしそうにしてるからこどもが興味もつだけで、そのやってることに興味もってるわけじゃないということがまず出発にはあります。あの、片付けが苦手なお母さんだったら苦手でいいので。片付けが苦手なお母さんのところに生まれたこどもは上手になります。おんなじように片付けられないってことはあんまりないね。お母さんが困ってるって気がつけば、こどもがなんとかしたくなるものなんで。

こどもがいるお家っていうのは、もうグチャグチャでもいいんですよ。特に男の子なんかいたら、いろいろあります。床がねずみ色になってくとかさぁ、服なんかも白いものはどんどんねずみ色になっていきますから。あの、こういうのが男だなっていうことをわかってもらうといいと思うし、困るってことが大事で、困ることで、協力してもらわなきゃならないから。しかも、自分よりなにも知らないひとにわかってもらうことなので。やっぱりこれは、言葉がわかるようになったらちょっとずつでも遊びに変えて、お手伝いしてもらったほうが、ゆくゆくはお互い楽かなあとは思いますね。

お手伝いしたくなる時期

川﨑　あとは、不思議と女の子はそうですけど、年齢でお手伝いしたくなる時期が出てくるので、これが残念ながら一生に一回です。

野上　わー、そうなんだー（笑）

川﨑　三、四歳とかそれくらいの頃になると、お母さんの荷物を持ちたいとか、お皿を配りたいとか、これが一生に一回なんで。そのときに一生懸命、お手伝いしてもらってると、すごいのは十五、六歳になると、どんなお家に行ってもやっちゃうんですよね。だから三、四歳のときにおままごととかお家のことやって、しかもめちゃめちゃ褒めてもらうと、もう一生、残ってしまうんですよ。

野上　へえ～

川﨑　こうやって、次々と自分でやれることができていくものなので、遊びの中にそういうことの訓練があるんだなあと思って、ぜひやっていただきたいと。男の子の場合も、振り回したり、蹴ったりする時期があるでしょ。自分の威力を試したいっていうのが体にあるんですけど、それをそのときしっかりやっとかないと、加減がわからなくなるんですね。ただ、大事な点はやっぱりルールですね。誰かに怪我をさせてはいけないとか、こういうことを学んでもらわなきゃならない。つまり暴力との付き合い方です。じゃあ暴力に対して自分はどうなんだろうなって、その年齢のお子さん持ったときにかえりみていただきたいんですね。そしたら、自分はそういう遊びをしたことがないかもしれない。お母さんは男の子の遊びを知らない、お父さんは女の子の遊びを知らないかもしれない。ここでやっぱり、ふたりで話すことができますね。

野上　うん

川﨑　自分のこどもの遊びを観察してもらった上で、それをやはり躾から見てあげる。例えば並べるのが好きだったら、それを道路にまで並べちゃったら危ないよね。だったらこういう遊びはここでやるっていうふうに、遊びもルールもいっしょにしてしまえばいいわけですよ。

野上　ふーん。やっぱりこどもにとっては遊びの中で学んでいくものっていうことですか？

川﨑　そうですね。だから本当に、こうしなさいっていうことではもちろんないわけです。こどもに教えなきゃいけないことではない。場合によっては一貫性を持って指摘したり注意しなきゃならないときもありますよ。それはこどもが危険な目にあわないためです。命と関わる場合には、やはり指摘しなきゃいけないことがありますね。そうじゃなくても、ほとんどがしなきゃいけないっていうことのほうを見ている。

あと、日本のお母さんたちがいちばん心配してるのは、他の子に迷惑かけちゃいけないっていう形で躾を考えてるところですね。あとは、言うことを聞かないって言う。でもさっきも言ったけど、言うことを聞かないのが人間なんだし、あなたもご主人の言うこと聞かないでしょ？っていう(笑)じゃあ、言うことではひとはやらないんだから、自分はどうしてやろうと思うようになったかっていうことを、自分がやることで見せてあげる。

ここで食べてほしいとか、挨拶してほしいとか、それは躾じゃないんです。ただ自分の言うことに従ってほしいっていうことなんですね。こどもは親に従うものだって思っちゃってるわけですよ。だからこの考え方を変えなきゃいけない。従うんじゃなくて協力するものです。そして、協力できないのもこどもだからなんですから、なにかしてほしいって要求するような対象じゃないことをまずわかってほしい。

どうしても女性は自分から生まれてるものだから、言葉が通じるようになると、こどもを道具として使おうとします。それがこどもには伝わるわけですよ。お母さんの都合で使われてるなあってことがわかっちゃうわけです。だからやっぱり自分がやって、見せてあげること。それからやめてほしいことは言うだけではわかりませんから、どうしてかっていう仕組みを説明することですね。特に男の子の喧嘩とか、そういうことが出てくると思います。ただこどもの理由としては、お腹がすいて機嫌が悪くなって喧嘩しますすね。あとは風邪をひく前だったり、そういう体力が余ってるときもそうなります。あとは風邪をひく前だったり、そういう体の変動の前にそういうことが起きます。イコール自分の体調とも重なるので、あーってなっちゃう。だけど、これはやっぱり、そのことを繰り返してお互いに成長してるなっていうふうに考えてもらう。一方的に言うことを聞いてもらうことは躾じゃないっていうことかなあ。

野上　今日、横断歩道の話だったり、あと、自分の話なんだっていうところで、結構あの、こどもっていうより自分を振り返る感じになるなあって、聞きながら思ってました(笑)

川崎　ほんとそうなのよ。だってそれぐらい昔の躾と今の躾が違いすぎるからさ。昔の躾の話をしたって、もう社会生活に対応ができないんですよ。新たに自分たちで編み出したほうが早いし、あとは、自分がどうだったかっていうことしかないでしょう。そしたら、今の自分をしつけるってことからしかないんだよね。

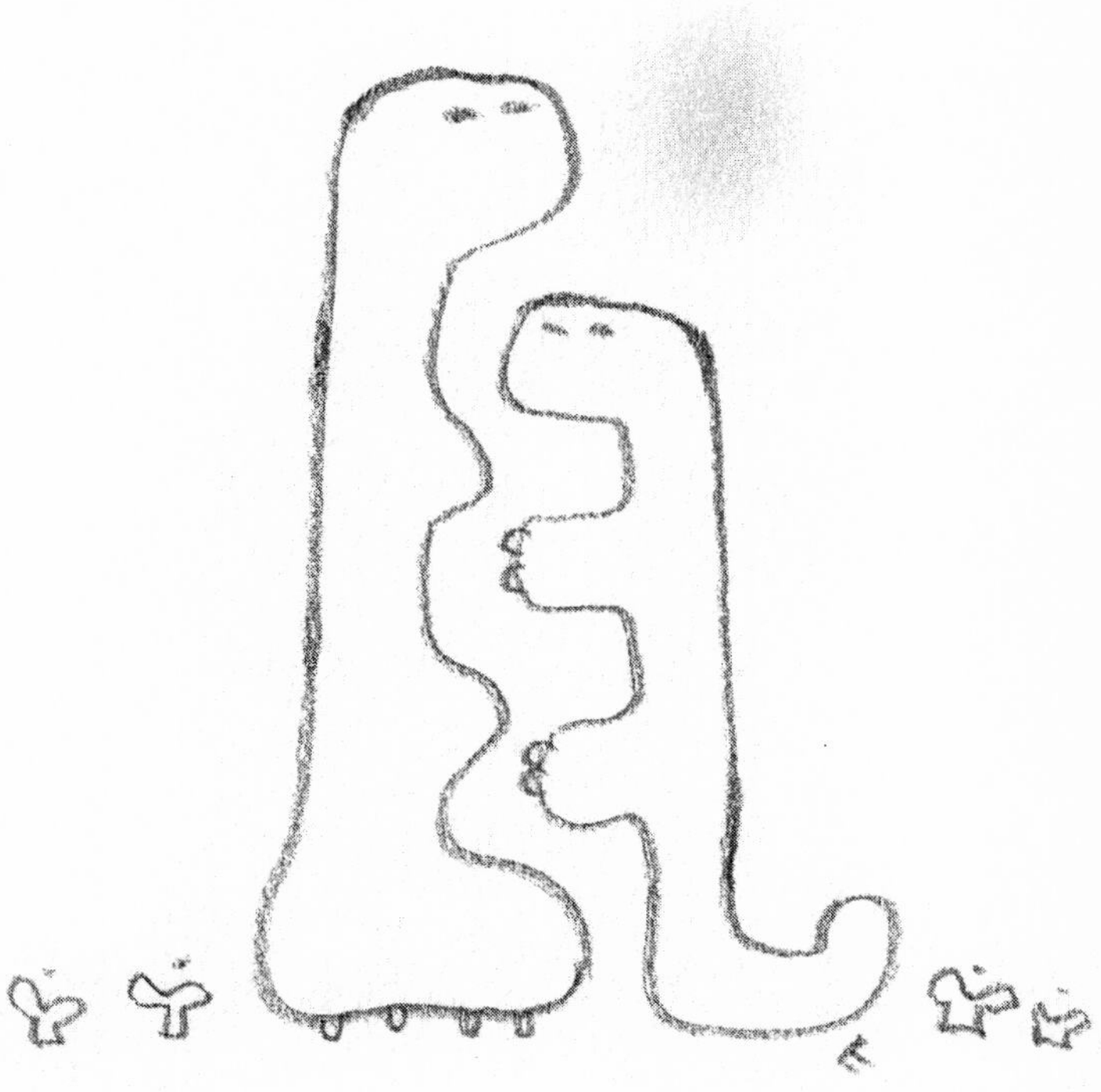

こどもと遊び

好奇心の働き

野上　えっと、今日は遊びの話で。何回か話していく中で、男の子の運動とか、女の子の運動っていう見方が出てきて。そのときに、なんかこう、生き物としてみる、オスとかメスとしてみる、そこからだとすんなり、あ、ここは自分はメスだなあとか、オスだなあって感じられる感じがあって。なので、今回は男の子の遊び、女の子の遊びというところから話を聞けたらなあと思います。

川﨑　そうですね。あの、遊びって、あそびがあるとか、あそびがないとかっていう言い方をして、余裕っていうものとすこし関係があってね、動きがあるっていうことです。遊ぶことの中には動きがあるんですね。

　それで、性格もあるとは思うんですけど、おおむね体の運動傾向で言うと、男の子は体を動かす遊びが重要なんですね。オスとメスっていう言い方をすると、対比的に捉えたり、対立的に捉えたり、あと役割的に捉えがちなので、骨盤で言いますね。骨盤がこう閉じるっていうのは、つかむことと関係があると。男の子は閉じやすくて、女の子の場合は開くんですけど、男の子でも開きやすい子もいれば、女の子でも閉じやすい子がいる。遊びの中でそれが快感であるかどうかが大切ですね。

　それで、だいたい二歳くらいから他のひとと関わりたい感じが出てくるんですけど、そこの中でも、使ってみたいっていうのがあるんですね。つかんだら使ってみたい。それから、試してみたい、実験してみたい。これが好奇心ってやつなんですけれど、遊びの中の大切な要素として、この好奇心の強さっていうのが、男の子の働きには関係があるということですね。好奇心が強いのであれば、そういうものを刺激していくほうが発育が進んでいく。

　それよりも、誰かのことを考えたり、世話をしたりする。こういうのは好奇心と違って、親和性とか、従属するとか、そういう力が強い。仲間に入りたい、馴染んでいきたい、女の子の場合は、こんな体の働きになりますね。今はほんとに性についていろいろと言われていて、権利っていうところまで行っちゃったのでなんとも言いようがないんだけれど、好奇心の強さをひとつ、男の子の働きというふうにみてもらうといいかなあと思います。

他の生き物で言うと、猫は性差がはっきりとわかりやすいんですけど、だいたい雌猫は、くっつくとか、それからなでてもらうことがとっても嬉しい。甘えるのも上手。雄猫はとにかく、ちょっかいを出してくる。こう、コップにも手をつっこむとかね。そんなことをやってしまうのは男の子の中にある好奇心ですね。やったことないことをやってみたい、やったことないことをやり続けたい、こういうものが働きとしてあるということです。で、だいたいお母さんはこどもを産むと好奇心が持てなくなってきます。好奇心よりも、親和性で周りを守る働きのほうを大切にする体の準備ができた上で、おっぱいをあげてたりするから、ますます好奇心ていう部分がわからなくなっちゃうんですね。

野上　うん

川﨑　そこで男のひとへのいろんなね、どうしてなんだろうっていう発想につながりやすい。だけど好奇心がないと、いろんなことが進んでいかないことが多い。例えば困ったときに、好奇心っていうのは効果があるんですね。じゃあ、野上さんが鍵をなくしちゃったとします。どうしますか？

野上　大家さんに。

川﨑　(笑)でも、すぐ家の中のもの取らなきゃいけない場合もあったりしますよね。そうすると、どうしますか？

野上　クリップとかで……

川崎　クリップ（笑）

野上　あと、鍵を開けてくれる業者さんとか調べて電話したりとかかなぁ。

川崎　って感じですよね。だけれど、好奇心があるひとたちっていうのは、こうしてみてはどうかって考えるんですね。鍵をなくしちゃったら、そこからなにか思いつくわけです。例えば鍵を壊すとか。

野上　（笑）

川崎　それから、窓をバリッと割れば、そこから入れるんじゃないか。これはなかなか女のひとでは思いつかないですよね。出てこなかったでしょ。

野上　うん

川崎　だけど本当に困ってたりすると、無理にでもこじ開けて入らなきゃいけないこともある。そんなときに好奇心があれば発揮できちゃうんですね。そしてこれが、男性の体をうまく働かせるエネルギーになります。つまり男性ホルモンと関係があるんですけど、それが発揮されると体が落ち着く。だから好奇心を満たすことは、体の成長には大事ですけれど、体の安定にもつながるかなあと思ってます。普段のこどもたちの遊びでも、じゃあこうしてみよう、ああしてみよう、いろいろとやりますから、その中に好奇心を見つけたら、まずその発想を認めていただきたいなあと思います。どうですか？

野上　そうですねえ。その、今まで仕事とかでも、男の子のお母さんが困ってるっていう話をたくさん聞いていたりしてたんですけど、やっぱり自分も、それをしたことがないから知らないなあと。でも自分は女だけど、自分の中の男の子っていうか、そういうところもあるなあって……いま聞いてて思いました。

遊びは失敗をしてもいい

川崎　そうですね。その好奇心てものは、男の子のほうが発揮しやすいとしても、女の子の中にもちゃんとあるわけで、それが体の中でどう働くか、その子によって違いがある。だけどわからないわぁって言ってしまうと、わからないことをしていることになってしまうし、もっと言うと、たのしそうかどうかが大切なんですね。こうしてみよう、こうしてみたい……人間のこどもは好奇心が強いと、次々にいろんなことを試したがります。この試すっていうことに大人はなかなか付き合うことができないんですよ。もう常識を頭の中に持ってしまっているので、先回りしてやめさせることのほうが多いんですね。だけれども、自分たちにはその能力がないんだから、好奇心があるひとたちが学んでるっていうふうに見ていただいて、すこし待ってみてもらいたいなあっていうのがありますね。

そして、危険と関係があるのが好奇心です。飛び降りてみたいとか、高いとこに乗りたいとか、自分を乗り越えるためにやろうとするっていうことが出てきます。まあ有名なのだと、『スタンド・バイ・ミー』っていう映画があってね、こどもたちだけでお家を飛び出しちゃうわけですよね。だけど、そこの中に仲間を意識することとか、自分たちの世代でものを考えるってことがあるんですよ。これが協力してなにかをつくるときには重要になりますね。だいたい大人はみんなで悪さするんじゃないかっていうふうに考えちゃうんですけど、こどもたちの中にはチャレンジしてみたいっていうことだけしかないことが多いです。だからやっぱりこれは、大きくなるためには大切な遊びになるんですね。

野上　うん

川﨑　そして、遊びは失敗をしてもいいんです。好奇心を持ってやることには失敗があるんですよ。だから好奇心が持てなくなる前に、失敗を経験するためにもやらせてあげたい。そしてそれはルールとはあまり関係がないってこともまた、覚えておかなくてはいけない。ルールの話はこないだしましたけど、こどもは遊びの中からルールを生み出すことができるんですよ。この、こどものときに得たルールっていうのが柔軟で柔らかいので、新しいものをつくるときには有効な場合が多いですね。それまでの既成概念って言われるものの外にあるんです。

まあ、今のこどもはスマホが当たり前ですけど、技術でなんでもやらせようとするから創造性が奪われちゃう。だけど、好奇心から出発していろんなことをやらせてあげると、とんでもない発想の中から発見があるし、発明があるんですね。このとんでもないってところを好むかどうかってところかなあ。

野上　うーん……

川﨑　おおむね女性は、とんでもないことに対して抵抗を持つひとが多いので、男の子のお母さんたちは自分がどうして男の子のお母さんになったんだろうって考えてみるのはいいことかもしれません。あとは、男の子のような女の子もいますよね。遊びが男の子みたい。わたしには理解できないけど、どうしてなんだろうってこう、考えることですね。

お母さんになってゆくことは、やっぱりそのひとにしかできないことなんですよね。誰かの親になることは、そのひとにしか巡ってこない機会みたいなことで、こどもの親になったときに何度も何度も問うていくと、やっぱりこどもさんから自分のことだなって教わることがあって、つまり、育てながら学べる機会を持ったひとだということになりますね。

大人も遊びましょう

川﨑　月齢によって、遊びはどんどん変化していきます。できればそれに付き合ってあげると、自分の中の遊びもバリエーションが増えていく。一歳と遊ぶときはこんな遊び、二歳と遊ぶときはこう、そうしてるあいだに自分の中の一歳の遊び、二歳の遊びが、大人になってもどんどんどんどん増えていくんです。こどもがいないひとの場合だと、そういう機会を持たないわけで。だけど、こどもの遊びから自分が遊んでたかってことまでさかのぼって捉えると、遊びは成長と関係あるんだから、大人にも遊ぶことが必要だし、大人になっても成長できることを実感できるものなんですよね。

野上　ふーん

川﨑　大人の遊びというものがあります。それを慰めだと思われるとちょっと困っちゃう。真剣に遊ぶとね、もうそれは仕事になってしまう場合もあるんです。

野上　うん。

川﨑　ですから、遊びはあなどれないんで（笑）一生遊び続けられるかどうかも仕事を省みるためには必要なことで、遊びをやめちゃったひとにはもう通用しません。こどもにしか遊びがないと考えているならば、もう成長を諦めたんですか？ってことにもなりますね。どうでしょうか？

野上　うーん。大人も遊びましょうねって、なんかそれ、ちょっと休むってところとも似てるというか、働くこととか仕事をすることは教わってくるけど、休むのとか遊ぶっていうのは、気づけばやらなくても生きていけちゃうように、大人になるとなってるなあっていま思いました。

川﨑　そうですね。大人の場合は、遊んでたのをどこでやめたかとか、やめさせられたかも思い出すといいですね。あの、こどもの時期にしっかり遊べなかったっていう経験は、そのひとの中ですごく大きなものになっていきます。こどものときに勉強してたひとたちにとっては、遊びに対して否定的なものが大きく感じられることもあるので、遊んでないで勉強しなさいって言うとそうなりますから、真剣に遊んでほしいっていうのはそういうことなんですよね。やったことないひとが多いんですよ。

野上　ふーん

川﨑　こう言っても、だいたいみんな、へぇ～って言ってぽかーんとしてることが多くて、つまりこどものときに真剣に遊んだことがないんですね。好奇心を持ってなにか集中してやったことがないんだなあってことです。

あとは、こどものときに大人ばかりの中にいて、遊び方がわからないこどもも結構いますね。大人に与えられたもので遊ばないといけない。これで遊んどきなさいとかね。これは遊びじゃなくて、与えられたものを使って動かしてるだけですから。例えばテレビゲームで遊んどきなさいって言われても、ゲームは面白いと思わないと一生懸命にならないので、向き不向きがありますからね。

こどもの遊びを邪魔しない

川﨑　じゃあ、野上さんはこどものとき、どういう遊びをしていましたか？

野上　んー。近所で、けっこう学年が幅広かったんですよね。一、二年生から六年生くらいまでいろんな年齢の子たちがいて、鬼ごっことかゲームとか、その日その日でやってたことが多かったですね。

川﨑　それは続けていけるようなものでしたか？

野上　続けて……うーん、そんなに長い期間ではなかった気がします。メンバーによって遊びが変わってきて、卒業したり、引っ越しちゃったりとか、ひとが入れ替わるとまた違う遊びになっていったりして。女の子ばっかりになったときは、部屋の中でなんか変な……（笑）おままごととかやったり、草木でお料理つくったりとか、そこで年上のお姉ちゃんから秘密の遊びじゃないけど、そんなのを教わるのもけっこう面白かったなあと、いま思い出すと。

川﨑　てことは、こども同士の中で教わったり学んだりが成立するのも遊びの特徴で、大人から教えてもらうものでもなかったりもしますね。だからあの、お友達をつくってあげたいっていうお母さんなんかもいるんだけれども、そこまでは考えなくてもいいのかなとは思います。今は提供されたもので遊ぶことを遊びだって思ってるひとのほうが多いので、だけどさっき言ったように好奇心とか、興味があってやってることは、体がそういうことを求めて一生懸命やってる遊びだっていうふうに思ってもらうといいかなあ。

野上　ふーん。……あと逆に、こどもの遊びを邪魔しないっていうところ、その、危険だから止めに入るっていうのもあるし、次のなにかがあってつい声かけちゃったりもあると思うんですけど、前に川﨑さんが、お母さんが声かけるのは嫉妬なんですよ、みたいな話をしていて、あぁそれすごいあるかもっていうのが……（笑）

川崎　そうなんですよ。例えば女の子同士で遊ぶのが好きな子たちがお友達同士でキャピキャピ言ってたりするのを見ると、お母さんが自分もキャピキャピしたくて入ろうとすることがあるんですね。もうじゅうぶん邪魔してますから。やっぱりこういうことは自分が大人になる練習なんだから、すこし我慢をしようねってことです。こどもたちでたのしんでるのはとっても大事な時間なんですね。自分が寂しいっていう理由でそれをやろうとするでしょ。だけど、お友達づくりがたのしそうだなあと思うときは、お母さん自身が友達をつくらないとならないときです。

野上　うん。

川崎　もう、母と娘だとそういうことがあります。自分の好みと娘の好みがいっしょなんですよって言うんですね。合わせてくれてるだけだから。

野上　(笑)

川崎　その事実がわからなくなっちゃう。やっぱりこどもっていうのは親に合わせますから。男の子の場合でもそういうことがあります。その子の遊びを邪魔するのは、成長阻害とまで言えますから。

あの、そうしないとどういうことになるかというと、今わたしがいろいろ相談を受けてても、自分の母親とか父親との関係で悩んでるひとがいるんだけれども、父がこう言っていたので、母がこう言っていたからっていう理由で結婚したりするひともいますから。それは自分で生きていくことを全部、大人になるっていうことをもうぜんぶ諦めたとも言えますね。それでじゃあ今、どうしたいんですか？っていうことを聞いても、どうすればいいですか？っていうふうに聞かれちゃうわけです。

野上　うん

川崎　自分で考えて判断することを今までやってこなかった、っていうところまできちゃいます。つまり、遊びの中には自分らしさがあるってことね。それをあなたはそういうのが好きだから、とか、あなたこういうものが似合うわよ、とか、親を信じて生きるってことは、それに対して考えなくなる習慣を持つことになりますから。

自分の遊びってなんだろうって今わからないひとがいたら、とにかく趣味を持ってほしいです。自分がたのしめるものはなにかっていうことからはじめてほしいんです。それこそ誰かがやってるからっていう理由ではじめることが多くて、自分がたのしいと思えないひとがたくさんいるんですね。それぐらいに遊びの問題は大きいです。子育てが終わった方々の中にもあるし、リタイヤしたひとたちの中にもたくさんありますね。お勤めが終わってリタイヤしたひとが家でどう過ごしたらいいかがわからない。遊びを知らなければ、趣味を持つことからはじめましょうとしか言えません。

遊び上手なひと

川崎　遊びに真剣に取り組んだひとたちは、一生あそぶっていうのが生き方になるので、なんにも問題ないですね。遊びの中から仕事が生まれてきたり、仕事をしてると面白くなって遊びと変わらなくなりますから、こんなにたのしいことはないですね。

とにかくたのしそうにやってることはぜんぶ遊びだと思ってください。こどもであろうが大人であろうがたのしく取り組んでたら、そのひとにとっては充実した時間だし、もうそれだけでじゅうぶん健康を支えてると思って。これは病気をしててもそうです。

野上　ふーん

川﨑　病気をしたからもう遊ぶのをやめなさい、は言ってはいけないことですね。生きがいを抜いたあとの体っていうのは本当にフニャフニャになって、あっという間に死んじゃいます。生きてることは遊びだって言い換えてもいいくらい。そして、そういうふうに遊びを喜べる体になれば、こどもたちもいっしょに遊んでくれる。こどもって、遊ぼうよって誘ってくるでしょ。大人の場合は、この誘いに乗るかどうかも大事です。特に女の子は誘い上手なんですね。

野上　うん

川﨑　「ちょっとあっちのほうにクッキーがあるから」って言ったあとに「お人形で遊ばない?」って言ったり、とにかく誘い上手な子が多いですから。だけどだいたいは、クッキーを理由に遊びに付き合わされるんですね。どういうことかといったら、遊びに誘われてもつまらない場合があるってことです。で、この場合、遊んであげたいなあっていうのは大人の満足なんですけど、その子と遊びたいなあっていうのは自分の満足なんですね。

野上　ふんふん。

川﨑　で、これ両方もっておくほうがいい。だけどだいたいの大人は遊んであげようって考えてしまう。だからくたびれちゃう。逆にお父さんなんかに多いんですけれど、本気でこどもと遊んでしまうっていう(笑)意外と多いんですよ。わたしの父親もそうでしたね。自分が父親であることを忘れて遊んでしまうってことですね。これはある面いいんですけれど、父親として遊んであげるのも大事だから、できれば両方もっておく。

ほんとに遊び上手な方がいます。あのおじさん面白そうだからって、遊ばれてるおじさんがいますから(笑)それはどういうひとかといったら、大人になってもこどものひとなんですよ(笑)

野上　(笑)

川﨑　でも、大人になっても本気で遊べたら、大人になれてるひとなんです。こどものときに本気で遊んで大人になれてるひとっていうのは、まあいろんなひとと年齢関係なく遊べます。そういう意味でも、こどもに遊んでとせがまれる大人って、かなり柔らかいひとだと思っていただくとよくて、そういうひとと会話するのも、遊びには大事かなあと思います。

あの、違う見方をもうひとつすると、昔の時代劇には遊び人が出てくるんですよ。寅さんがそうですけれどね。なにしてるのかわかんないひと。それによってみんなほっとするわけで、それが周りを緩めてたり、そういうひとを必要とする環境があるんです。ところが今、そういう遊び人を面白いねってみれないぐらいちょっと真面目なひとが多いので、これは遊んでないんだなあって。

野上　ふーん

川﨑　だからまあ、遊びが足りないっていうのも真面目な時代だからで、まだ寅さんがいた時代のほうがみんな遊んでただろうし、あの、そういうひとが親しまれてる時代って、みんなの中に余裕があるわけです。

野上　うん

川﨑　今はどうかなって思ってもらうといいよね。自分が遊べてるかどうかをもっとみようねっていうことです。そんなところで、こどもが遊んでることを見てもらえるといいかなあ。こども時代にしっかり遊べてれば、ひとがたのしそうに遊んでる姿を見て自分も遊ぼうと思うはずです。だけど、誰かが遊んでるのを邪魔したいと感じたら、自分が遊べてないだけなんだから、やっぱり、わたしもあーそぼって思えるように、なってほしいなあと思います。

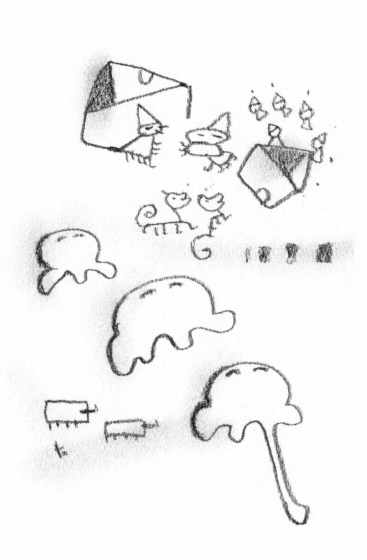

休息と眠り

息を休ませる

野上　以前、川崎さんのお話し会で「遊びましょう」という話があって、そこから遊びについてのお話を聞きました。そのときに、「お母さん自身、休めてますか?」「お子さんは休めてますか?」っていう休むほうの話も印象に残ったんです。自分自身こどもを見ていても、動いているほうを見てしまうことが多いので、今日は休むことについての話が聞けたらなあと思います。

川崎　じゃあ、休息というところで話をしましょうか。あの、休息っていう言葉は、息を休ませると書きます。息は意識しなくてもずっとこう、吸ったり吐いたりができるんですけど、息が詰まるとか、息が急《せ》くっていう言い方をしたり、とにかくいろいろとリズムが変わりやすいものなんですね。息を吸ったり吐いたりする中の、吸うことと吐くこと、ここのあいだにいろんな運動が起きてるわけです。

体の運動で言うと、吸ってるあいだに骨盤は閉まりやすくなって、吐いてるときに開きやすくなる。例えば、ため息っていうのがあるでしょ。ため息はどういうときに出るかといったら、体がこう、緊張したり、いろんなことでいっぱいいっぱいになったときに、はぁ〜って出るんですね。はぁ〜って吐き切ったあとに、ふう〜って息が深く入るようにできてるんです。だから、ため息はいっぱいついていいんですけど、でも、ため息をつくような仕事はなあに?っていうことになっちゃうわけね(笑)

野上　(笑)

川崎　だから、ため息が出たら、自分はがんばっちゃってるから、その仕事の内容を見直しましょうねっていう体の状態です。息によってそういう状態がわかるから、お母さんもこどもさんも体の中でどういうふうに息が出入りしているのか。息がなんだか吐けないとか、吸ってないな、っていうところを見ていくのが重要なんですね。

この息を休ませる方法なんですけど、意外とみんなやらないんですね。みんな今、立って歩いている時間のほうが長いんですけど、特にちいさいお子さんがいるお母さんの場合は、とにかく横になることです。横になってちょっと待っていると、息が自然と腹式の状態になってきて体の調整をしようとする。つまり人間が横になると、安静を保とうとする働きが起きると思ってもらうといいです。なので大人の場合は、まずは横になる。

こどもの場合は、ちょっと緩めてブラブラすることが休みになります。つまり、ぐっすり眠るときと、それ以外にブラブラする時間がいるんですね。

おやつとお昼寝

川﨑　あの、ちいちゃいときはお昼寝の時間をとりますよね。午前睡、午後睡、もうちょっと大きくなったら午後だけになると思うし。でも今、このお昼寝をとらないとか、とれないこどもも多くて、横になっても寝ないんですっていう相談もあります。眠るっていうことをどう捉えてるかによるんですけれども、さっき言ったように横になるだけでもお休みになるんです。特にお子さんの場合は、体のペースがあるのでね。

野上　うん

川﨑　ですから、三歳以下のこどもであれば休息の時間が必要で、基準としては、朝ごはんと昼ごはんのあいだ、十時に一回、それから昼ごはんと晩ごはんのあいだ、三時ぐらいに一回、休息する時間があって、この休息の誘導に、おやつが使えるということになります。

野上　誘導として？

川﨑　そう。休息してもらうためにおやつを使う。でものちのちは、おやつがお昼寝の代わりになるわけね。

野上　そうか、もっと大きくなると。

川﨑　小学生ぐらいになると、学校から帰ってきたらもうだいたい三時とかでしょ。プリンとかゼリーとか、おやつ用意しとくわけです。学校で頭を使ったり、こどもはじっとしてられないのにがんばってじっとしてきたんだから、帰ってきたらのびのびするために甘いもの食べさせてあげて、食べてるあいだに体を休ませてあげるわけ。だから朝とお昼のあいだにおやつ一回、それから昼と夕方のあいだに一回っていうのは、まあよく動く小学校四年生ぐらいまではいると思いますけどね。

野上　うん

川﨑　運動のあとには休息、ちょっとおやつ食べてお昼寝みたいに思う。とにかくそのセットを、おっぱいのリズムからずっと間隔が延びていくだけだと思ってもらうといいかなあ。まあ規則的にリズムをつくってあげましょうっていうのは、お子さん育てるときによく言われることだと思うんだけど、どうしてそれが必要なのかがわからないと、お家でこどもを見ていてもただ動いているだけのように思ったり、あとはいつ寝るのかわからなかったり、いろんなことがあります。

でも、こどもにとっての刺激は、だいたいは音と光なので、この音や光が通常よりも多かったり落ち着かなければ、あっという間にリズムが狂っちゃって、食べることとか飲むこととか眠ることとかがバラバラになるぐらい柔らかいんですね。ですので、それをまずは覚えておく。

野上　うん

赤ちゃんの休息

川崎　例えば赤ちゃんを見てみると、三、四ヵ月くらいまでは寝たきりですから、そのあいだの休息っていうのは眠ることですね。で、よくよく赤ちゃんを観察してるとですね、ぐっすり寝てるときと、目を閉じてるけど聞こえてるときがあるんです。つまり、寝たふりをしているときがあるんですよ（笑）

野上　（笑）

川崎　どうして寝たふりをするかといったら、生きてると食べられちゃう場合もあるでしょ。寝たふりは本能的なものです。だから、この子は本気寝か？それとも寝たふりか？っていうことも見てあげるとほんとはよくて。その段階で、息を吸ったり吐いたりがとっても大事になります。あの、こどもの息が速いときは、こどもが硬くなってるんですね。

野上　うん

川崎　こどもの息がゆっくりだと、こどもは柔らかくなるんです。これ、とってもわかりやすいことです。体調の変化の前には体が硬くなりやすいから、抱っこしてちょっと硬い感じがしたら、息が速くなってるかもしれません。そういうときはちょっと風邪のひきはじめだったり、これは息でわかることですね。

それから息を吸ったり吐いたりっていうのは、あくびみたいにうつるんですよ。だからお母さんがゆーっくり息を吐いていくと、こどももゆっくりになります。ちょっと抱っこしてあげて、息がすこし速いようだったら、お母さんが息をゆっくりふーーっと吐いていく。吸うことは意識しないで、ふーーっと吐くんですね。そうすると、こどものほうがすこし落ち着いてきます。

あと、これは整体の方法なんですけれども、心臓の音を聞かせると、こどもさんはとても落ち着きます。ですから、こどもの左側に添い寝してあげる。心臓の音を右で聞かせるということですね。ただちょっとわかりづらいのは整体をはじめた野口先生も右利きだし、それぞれ利き手みたいなものがあるからね。でも、ふたりで横になるときにそういう姿勢をとってもらうとお休みになると思います。落ち着いてくると、そのままちょっとウトウトする。このウトウトだけでも十分お休みになります。これがだいたい、お首がすわるくらいまで。

今度は、こどもが座れたり、ちょっとハイハイするようになったら、こどもを抱き上げるときに息を吸ってから抱き上げる。こうするとしっかり抱けるんです。息を吐いて抱くと、めちゃ重い(笑)

野上　ふーん(笑)

川﨑　これをちょっと覚えておくだけでも違いがわかると思います。生きてるもの同士じゃないと、そういう変化がわかりません。つまり、息でお互いに呼吸を合わせていくっていうふうに、生きもの同士できあがってるんですね。ですから例えば大人のひとと話すときも、ちょっと緊張感があるひとの前ではすこし息を吐いておく。そうすると、緊張感があるひとのほうが緩んできます。逆にグダグダしたひととお話しするときは、こっちが息を吸っておく。そうすると相手は吸う息がちょっとピリっとします。呼吸っていうのは、お互いに無意識に動いてるものだから、こんなふうにしていただく。

あとは一歳以下だったら、わらべうたとか、単調にリズムがあるもので子守唄を歌ってあげることです。こうすると大人の疲労もとれます。

野上　ふーん

川崎　歌ってる本人が眠くなるっていう。そういうふうに横になって、お互いに緩んで休んでもらう。あとは抱っこして、トントンしながら歌を歌ってると、その歌でお母さん自身が緩んできます。声を出して歌ってるあいだにちょっと音が下がってくる。あとは、こどもさんの血圧なんかもそれで下がってくる。自分もどんどん下がってくる感じがします。子守唄ってほんとにうまくできてます。

あと、適当にわけがわからないことを言うっていうのもいいです。これはなにをやってるのかというと、リズムを体に覚えさせるってことなんですね。例えば顔を見て、パッパパッパッて言ってあげたり、あと、ポポポポポって言ったり、リズムでいろいろ話しかけてあげると、こどもはとっても喜ぶんですね。こういうふうに、コミュニケーションするときにリズムを使う。そしてそのときは、できれば言語で話しかけないほうがお互いにストレスがかかりにくい。

野上　うん

川崎　もう、本当にわけがわからないことのほうがいい。おまんじゅう〜って言ったりとかですね（笑）

野上　（笑）

川崎　そういうのをこどもは聞いていて、気がついたら喋ってたりします。それだけでも休息になる。こどもとお母さんは、基本的には息をゆっくり吐くことが大事。こんなふうに、なにかを休ませてるあいだに次の運動が起きてきます。

どれくらい休むかっていうのは、本当に体力によるものなので、例えば産後はたっぷりと休まなくてはいけませんね。だからさっき言ったように、ゆっくりと呼吸を保てるような状態にする。ごはんを食べたら一息つく。なにかやったら、一息やすむ。休みたいなあっていう欲求が出てきたら、ぐっすり眠るっていうふうに呼吸を使う。

自分で歩ける自信

川﨑　今度は一歳ぐらいになると歩きますね。歩きはじめると、もう大変よね。追いかけたり、どこ行っちゃうかわからないっていうのもあります。あどうしようってお母さんは思いますね。こういうハラハラするときには、やはり息が上がって呼吸が深く入らなくなるときがあるんです。そういう場合は、できれば自分もいっしょに動いてほしい。もっと言うと、誘ってほしい。こどもが歩きたいときには、呼んであげてここまで来てもらう。追いかけるんじゃなくて、こっちだよーって誘導してあげる。このほうが体としては楽です。

野上　うん

川﨑　転んで泣いちゃったりしますね。だけど自分で起き上がれそうだったらちょっと待ってみて。自分で歩けるようだったら歩けたことを褒めて、ここまで来てから「大丈夫でしたか」って言うようにしてください。泣いた瞬間に抱き上げてしまうと、次から歩かなくなることが多い。こどもが歩けないと思いこんじゃうんですね。そうすると抱っこするのが当たり前になってしまって、歩けなくなってしまいますから。やはり、自分で歩くことがそこからはじまってると思ってください。自分で歩けるっていう自信は一生つづきます。誰かが歩いてくれるって覚えると、常に誰かがっていう考え方を、早いうちからこどもの体は覚えてしまうんですね。

野上　うん

川﨑　歩く子だともう一歳半ぐらいになると、平気で一時間ぐらい歩いちゃうんですよね。そのあたりもさっき言ったように、朝とお昼のあいだのおやつを用意して、その前後でいろいろ工夫してみるといい。とにかく、おっぱいからスタートしてる時間の単位を休息の目安にしてほしい。
　月齢で言うと、三歳以下だったら一時間半おきぐらいには見てあげて、それ以上だったら、三時間ごとに体は変わってるなあと思って様子みてあげる。あと、ちっちゃいうちはずっと動いててじっと座ってませんから、こどもにとっては、お母さんが抱っこする以外は休みにならないわけです。
野上　歩く前の子ですか？
川﨑　歩いた子でもそうです。ずっと動いてるからね。ぎりぎりまでバタバタ動いてるし、ぎりぎりまで起きてるので、だからこそお昼寝が必要とも言えますね。

お昼寝しなくなる

川﨑　じゃあ、お昼寝しなくなったらどうするかなんだけど、その習慣をつけておくことですね。二時半になったら、部屋の明るさをすこし落としてゆっくり遊んでもらったり、おやつ食べてそこに三十分でもいてもらうとかして、しずかに過ごすのがいいと思います。とにかく興奮を抑えるために、休ませる。
　例えば今、テレビとかスマホを見てる時間がありますよ。このあいだ、親はしずかにしてると思ってるけれども、こどもの体の中でなにが起こってるかといったら、ものすごい高速に脳の処理をしようとする目の運動が起きてますから、運動してるんですよ。だからそういうものを見せたあとは休ませないといけない。時間で言えば、見た時間の半分か、三分の一は休ませないと、興奮して眠れなくて騒いだりします。つまりそれだけ目の刺激とか音の刺激はものすごく大きいので。前も、お祭りに連れてってって二日間くらい興奮が収まらなかった話を聞きましたから。あと、ディズニーランド連れてってって大変だったってこともあります。翌日、翌々日まで、それは体に続いてくものだから、やっぱりそれでごはん食べなくなっちゃったり、寝なくなっちゃったりしちゃうので。

てことは、こどもにとって興奮することをすると、それが二日後ぐらいまで影響するんだっていうふうにみた上で連れていけばいいでしょ。こどもにとってテレビとかスマホを見るのは、二日ぐらいは刺激が残ってるんだなあって思ってもらえればいいかなあと思います。

野上　ふーん。

川﨑　特にこどもが寝てるときの顔を見てると、眼球運動も激しいし、ピクピクしてますから。視覚的なものが大量に入れば入るほど、その部分だけ余計にエネルギーを使って調整する運動が必要になるわけでしょ。そしたら、その発散のための食べ方だったり、運動が必要になるということです。だから目の発育ばっかり先にやると、やはり歩かなかったり、歩けなかったり。歩きたがってるのに歩かせなかったら歩けなくなっちゃいますから。今そういうこともあります。もうどんどん体の中に運動が溜まっていっちゃう。そうすると、どんどん寝なくなるわけで。運動しないと寝ないんですね。

野上　うーん

川﨑　お昼寝もしなくなるし。つまり一歳半から二歳までは、運動不足からくる眠れないとか、眠らない子がたくさんいますので。じゃあ、どうやって運動させるかといったら、まあほんと、歩くのがいちばん。親と歩く。おじいちゃんおばあちゃんと外あるく。まあ、あとは泳ぐとかね。とにかく運動発散は一日ぶんの成長と関係あるから。一日一日そうしたいことができないと溜まっていっちゃう。まあ、適応みたいなこともあるけどね。都市部のこどもと地方の山で育ったこどもでは、体の使い方、運動傾向がまったく違うということもあります。

夜泣きで運動する

野上　以前、ちいさい子のお母さんたちから「夜、眠らないんです」、「昼寝をしないんです」っていう相談を受けたときに、「動けてないからですよ」、「昼間の運動とつながってるんですよ」って言うのは、なかなか伝わりづらいなあと感じてました。

川崎　そうですね。こどもの場合は運動をしないと大きくならないような仕組みになってるからね。だから、芽が出てるものを上から押さえると、芽がそれ以上のびないようなことといっしょだと思ってもらうといいですかね。そうすると、その芽はどうなりますか？　まっすぐには伸びないよね。

野上　こう、ウニュ〜って。

川崎　ウニュ〜ってなるよね。だから、あの、体が大きくなるときに段階的にある運動が、そうやってどんどん方向づけされるわけ。運動発散がそっちの方向には伸びないとなると、違う方向を探す。

野上　あ〜

川崎　だから寝ないで泣く。泣く運動に変わるわけですね。夜泣きっていうのはそういうものです。みんな夜泣きは意味不明だと思いがちなんだけれども、昼間に運動が必要な子が運動できないと、夜泣きでワーンて泣くことで運動する。もうほんとに、お母さんたちには辛い時間に泣くんですよ。

野上　うんうん

川﨑　午前二時とか。しかも一時間半ぐらい。一時間半泣くんだったら、一時間半、昼間に遊んであげないといけないわけですよ。なので、泣き終わったら運動として足りたことになるからスッと寝ると。でもまた昼間に運動しなかったら、夜泣きする。それを繰り返しながら大人になるんですね。

だけど、その時間ぶん昼間に運動をすれば、遊ぶ運動で寝てくれるわけですね。この寝てくれるぶんが、次の体をつくるぶんになってる。つまり夜泣きのぶんだけ成長がゆっくりになると思ってもらうといいよね。ほんとは寝なきゃならないんだからさ。

野上　そうかそうか。そのぶん起きて泣いてるからそのぶんの成長をちょっとまた先送りしてて……

川﨑　そうそう。先送り、先送りを繰り返していくと。あの、運動が不足した体は凝固と言って、体が硬くなるんですね。こどもの場合、運動が不足すると硬くなってくるんです。ちょっと筋張った感じになる。あと、ちょっとしたことですぐ泣く。そういう運動傾向になります。だから、そうなったら泣きながらでも外で遊ばせて、昼間に泣いてもらって夜寝るようにしてあげるとだいたいは収まってくる。こどもの遊びたいっていう欲求は別にその、怠けてるんじゃなくて、体をつくってる時間なんだと思ってみてあげるといいかなあとは思いますけどね。

男の子の寝相、女の子の目

川﨑　あとは、女の子の休息の仕方、男の子の休息の仕方があります。男の子の場合は手足をバタバタよく動かすんですけど、打ったり当たったりで怪我が多いですから、手や足がまだこう、加減が難しかったりっていうことがあるんですね。だからまあ寝てるときの寝相を観察してほしいんですけど、男の子のお休みの仕方では寝相が大事になります。バッタンバッタンそこらじゅう動き回ったり、あとちっちゃく丸まってたり、いろいろありますから。

寝相の観察日記なんかつけてるとたのしいんだよね。昔、整体を知ってるお父さんが、こども何人かの寝相の記録をぜーんぶ残してたそうです。そうすると、ある時期、同じ方向で同じ角度で丸まって寝たりね。寝相って、調整なんです。昼間の運動の調整として、寝てるあいだに体を動かす。

実は整体の体操は寝相からきてるんです。寝相をもとに、この子にはこういう運動をさせてあげたら調整ができるっていうのを観察してつくってあげると、ちょっと変わってくるんですね。まあ今はスマホもあるしさ、寝相を毎日、撮っておくと面白いと思うよ。あの、ほんと大人になると動きませんから、恐ろしいぐらいに。

野上　（笑）そうですね。

川﨑　それだけこどものあいだの寝相って、とっても活発で、成長してる証拠なので。男の子の場合はどうやって手を動かしてるのか、足を動かしてるのかというふうに見てもらうといいかなあと思います。あの、寝てるときに、お布団かけてもとっちゃうんです、とか聞くんですけど、手と足の先は冷たくてもまあいいので、それよりも汗をビッチャビチャにかく場合があるので、そしたら起きたときに着替えさせるっていうのを覚えておいてほしいなあとは思います。着替えさせるって、今あんまりないのかなあ。でも、こどもは一回皮膚病になるとなかなか治らなかったり、ただれたりするんですね。だからやはり、汗で粉ふいてたりするようだったら体を拭いて、着替えさせるっていうのをやってもらったり、冬でも一回ぐらいは着替えさせるとか。意識ができる年齢になったら自分で着替えてもらえるように、お着替えを寝床の横に置いとくとかね。こんなのがあると、やっぱり肌が落ち着いた状態になりますから。

野上　ふーん

川﨑　あと、女の子のほうの体の休ませ方ですけれど、目がとても大事です。女の子の場合は、やはり生殖器の発育が九歳あたりからギューっと伸びてくる。今は九歳〜十二歳ぐらいで生理だから、胸が痛いとか、眠たいって言い出したり、あと甘いものほしがったり、あれが嫌いだとかこれが嫌だとかグジュグジュ言ったり、そういうことがありますから。だからお目目をあたためる。

　あたため方としては、眠る前に二、三分ちょっと鼻っ柱をあたためる。目からどうつながってるかといったら、目と肝臓と子宮がつながってる。血流の関係で、血をつくるところと生殖器と、心臓も関係ありますから。ものの見え方とか、感じ方とか感受性とか、感情的になるかも、ぜーんぶこの目からなので、お目目をあったためてもらうと、ちょっとほっとします。これを覚えておいてもらえれば。まあ、小学校四年生ぐらいまでは、男の子も女の子も、それでいいかなあと思います。

野上　うん

休みは先のためにとっていくもの

川﨑　あの、休みっていうのは、あくまでどんな生き物もその先のためにとっていくものであって、怠けてることではないですからね。だけど労働っていう考え方ができてから、なんでそんなところで休んでるのみたいな、休むことにさえ罪悪感を持たせるようなものがあるとしたら、それは命を縮めてることとも言えます。

でも本来、体の働きとしては、休みたいときには休むし、それから食べたいときに、なにが食べたいかがわかって食べられると。こどものときはそれが素直に働いてますから、間に合わせてあげるのがいいかなあと思います。でも、大人が間に合わないことが多くて、間に合わなかったら仕方がないので、謝るしかないのでね。まあさすがにお腹すいてるのに間に合わないのだけはなくしてほしいなあとは思いますけれど。やっぱりお腹すいてるのに間に合わなくなってくると、お腹すいたっていう警報が鳴らなくなるから、体の中でね。

野上　ふーん

川崎　だから、さっき言ったようなサイクルを覚えておくだけでいいと思うんです。つまり運動して遊んだら休息させて、お腹がすいてたら食べさせて休ませる。お休みとか眠りから運動を見るほうが、大人はこどもをつかみやすいと思います。自分のリズムにこどもを合わせようとするから、みんな大変だと思う。

野上　そっか。

川崎　それぐらい短いサイクルで、運動のあとにそういうのがあるとわかっていれば、もうちょっと自分たちが休息する時間がぽかっとできてくるのかなあと。やっぱりこどもさんといると、こどもという生活のリズムを変えていくひとがいるところに、いやがおうでも巻きこまれるわけだから、まずはそこから組み立てるっていうふうに考えたほうが不安にならないっていうのはありますね。

だから、じゃあこどもの言うことを聞けばいいのかといったらそうじゃなくて、こどもの生活リズムをわかった上で、それを引っ張っていくのが大人なんだから、先にこうだよって線を引いてあげるといいんですね。あの、自分はそういう環境にいないのにどうしてそう言えるかといったら、こどもが動かしてくれるからなんですよね。こどもに巻きこまれようと思うと、そういう時間がぽかっとできてくるようなタイミングがあるものだから、これがこどもといっしょにいることのいいところだと思います。こどもは成長していってるので、成長してるひととといっしょにいると、とにかく大変でクタクタなんだけど、元気になってたりするんですよね。

野上　うんうん

川崎　こどもといっしょに遊ぶと、ぐっすり眠れたりするわけです。ぐっすり眠らせてくれるっていうことは、それぐらいに休息もしっかりととれる相手とも言えますね。だからやっぱり、巻きこまれようと思って、いっしょにいればいいのかなっていうふうに思いますけどね。

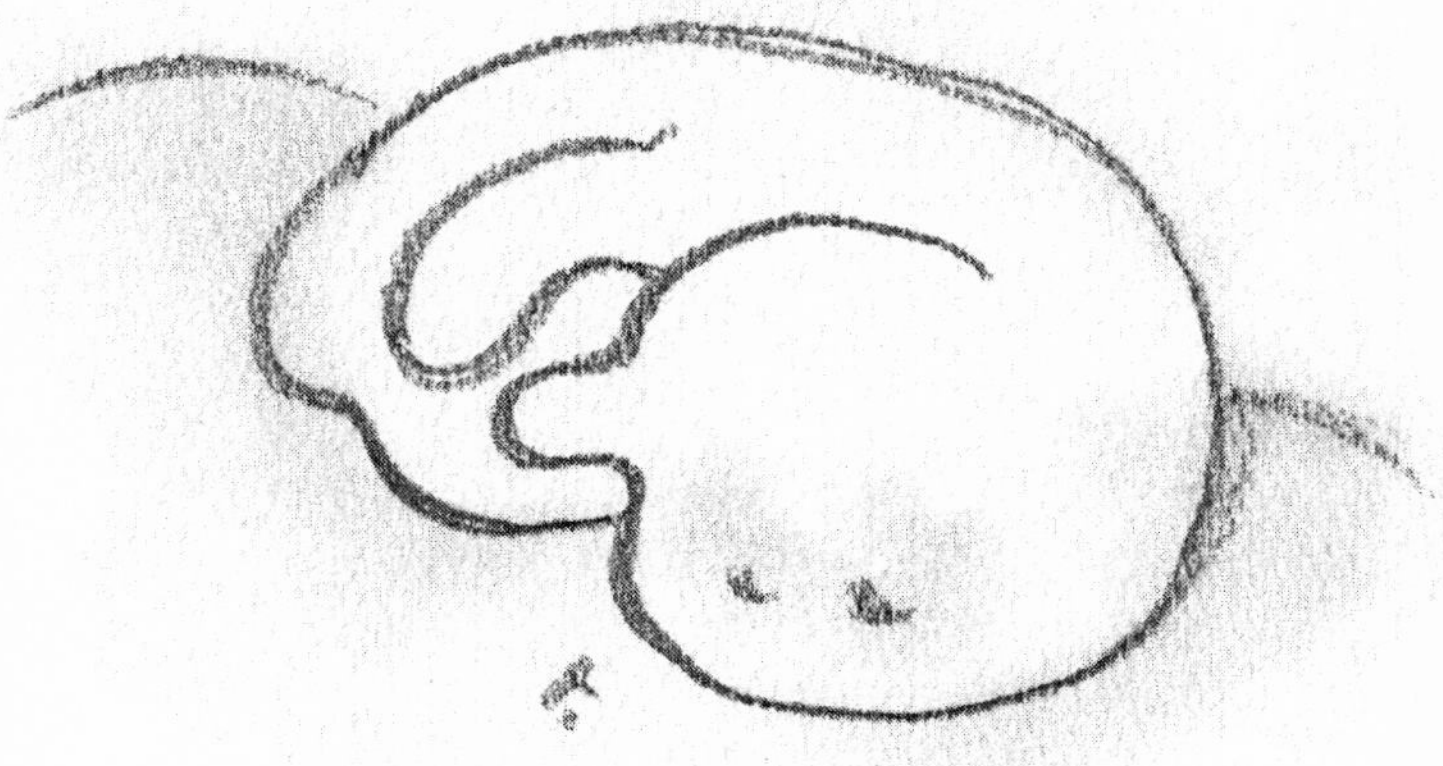

こどもの時間

こどもは時間といっしょに生きている

野上　遊びの話をしたときに、こどもの自分が遊んでたときのことを思い出してました。で、自分が仕事を続けてこられたのは、やっぱりこどもといっしょに過ごす時間があったからこそなのかなあと思っていて。その時間て、こう……わたしの中では終わりがないっていうか、ぼんやりしてる。守られた時間でもあるし、それこそ自分のペースでやっていける、ちょっとそんなふうに感じていて。今日はそういう、大人とこどもの時間の違いっていうところから話ができたらいいなあと思います。

川崎　そうですね。その、こどもの時間、大人の時間っていうふうに分けていいと思います。あの、大人じゃないものがこどもだと言っていいと思うので。それで言うと、大人の時間とこどもの時間には大きさがあって、時間に関しては、こどものほうがとっても広大な世界に生きています。

野上　うんうん。

川崎　こどもは時間といっしょに生きているっていうふうにみてもらうといいかなあ。だから、こどもは永久にこどもなんですね。で、永久っていう言葉は、とってもながーいってことだから、それは止まってるような状態じゃなく、ながーくながーく生きてる時間で、それと同時に、世話をする側からみると、こどもの時間は高速であると。赤ちゃんのときの成長速度はものすごく速いという話をしましたね。大人にとっては速く感じるものなんだけど、こどもは広大に広がってる時間の中で静止したように感じてるんですね。だから、こどもって一瞬一瞬の中に永久に生きてるんです。それってどんな感じだろうかっていうことなんだけれども、自分がいないってことです。

野上　ふーん

川﨑　自分がいない状態がこどもの中にはあるので、どこにもその、自分と思うようなものを感じることもないし、目の前にあることしかない。目の前っていうのは、ほんとに目の前。自分の視覚が働いてるとか、聴覚が働いてる、ほんとに身近な環境、ここのみで成立してると思ってもらうといいかなと思います。時間の概念がまだないってことですね。そして、そういう状態のときがいちばん広大な時間の中に生きてる、そうなります。

時間を他のひとに任せる安心感

川﨑　それで、大人になって世話をする立場からこどもを見ると、何時までにこうさせないといけないとか、お着替えをここでとか、外へ連れ出すとか、いろいろ出てきますよね。連れ出すとまた大変でしょ。外に一歩出たら、「あ、虫！」とか言って、もう動かなかったりするでしょ（笑）

野上　うん（笑）

川﨑　目的地までなかなかたどり着かなかったりして、お父さんお母さんにとっては大変だと思うんです。だけど、ここで大事な点は、こどもに合わせなきゃいけないなって考えないで、自分たちのペースでこどもを連れてってほしいってことです。あの、今よく見るのは、手をつながないで歩かせてるお父さんやお母さんも結構いて、だけど、手をつなぐっていうのは習慣なんですね。ちいさいときに手をつながないと、手はつなげなくなっちゃうんです。

野上　ふーん

川﨑　だから、できれば手はつなげるようになるといいかなあとは思いますね。この連れていってもらえる安心感っていうのが、こどもの中では時間を他のひとに任せるっていう安心感につながるから、それによって時間に体を任せることができる。わたしが覚えてる限りでも、大人と付き合うって、こどもにとってはけっこう大変なんですね。

例えば、大晦日。いつもは遅くまで起きてちゃいけませんって言われるけれども、大晦日はいいでしょ。

野上　うん。

川﨑　夜更かししてもいい日っていうのがこどもにはあって、起きていたいわけですよ。大人が見てるようなテレビ番組を見たり、大人が遊んでるところにちょっと自分も参加したり。ところがこどもの体だと、眠たいわけです(笑)遅くまで起きていられなかったりしますね。コタツでみかんを食べたりして寝てしまったりする。そんなときに、しょうがないなあって言って、お父さんなんかが抱っこして運んでってくれて、お布団の中に入れてくれると。なにかに任せきって、安心してそういうところまで運んでもらえる。それは不安定なこどもにとっては、ものすごく長い時間に感じる。もっと時間が長くなればいいなあって思うような時間ですね。で、こういう安心感みたいなものを大人に対して持つと、大人にどこかへ連れていってもらえることで、こどもの中にある永久な時間がすごくこう、広がっていくんです。

野上　ふーん

川﨑　こどものときの永久な時間を大人になったら失ってしまいますから、大人はそうやってこどもを連れていくことで、今の自分の目的を持った生き方を一回、解放することができる。だから、できればその、こどもから遠い年齢になればなるほど、こどもを連れ出して遊びにいくっていうことをしなくてはならないかもしれません。

あの、おじいちゃんおばあちゃんたちが、どうして孫を甘やかすのかと。お父さんお母さんは嫌がりますけど、だけれどもこれは、もう自分の時間がないからなんです。自分の残り時間が少ないことを体は知っていて、だからやはり、こどもといっしょにいたがるんですね。こどものほうは体の中に永久に近い時間を持っていますから、それをどんどんそういうひとたちに配ることができる。いくら配ってもなくならないんですよ、こどもの時間って。

野上　ふーん

川﨑　それに、あげたいなんて、そんなケチなこと言わないんです。遊びたいだけだから。だからもう永遠にせがむでしょ。しつこいでしょ（笑）それは体の中に大量に永久な時間があるから。なので、大人はどっかに連れてってていいですから、どんどん自分のペースでこどもを連れ出してほしい。

あの、こどもの時間っていうのは場所に影響されますから、とにかく塞がない。こども部屋に押しこむとか、ここにいなさい、そんなふうにしないことが大事です。そんなこと言ったって自分たちも忙しいのにって思うだろうけど、忙しいところにもこどもを連れてって平気ですから。

野上　そっかー。

川﨑　だけど、みんなこどもの時間に合わそうとする。でも、大人はみんな残り時間すくないので難しいよね。もう無理なんだから、付き合ってもらっていいんです。あの、ここらへんにこどもと大人の時間感覚の違いがあって、こどもにとっては今が永久にあるんですね。ずっと今なんです。そして大人はそうやって連れ出したりして、泣かせちゃったり、なかなかうまくいかないこともあると思うんです。でもこういうことも、かわいそうだって思わないでほしい。あの、こどもってうまくできていて、お父さんやお母さんに合わせて早くに諦める仕組みができてます。そしてその修復とか回復も大人ほどかからないので、すぐに新しい体ができて、忘れちゃうようにできあがってるんですね。

約束はずっと体の中に生きてる

川﨑　まあ、前に約束の話をしましたけど、これがひとつ、こどもと大人を時間でつなげる方法かもしれません。約束はずーっと体の中に生きてるんですね。こどものときの約束は、大人になってもずーっと生きてます。あの、大人は何気に約束してしまうかもしれませんけど、こどものときに約束をしたものは、そのひとが大人になっても本当にずっと続くんですね。だから約束することを考えてもらうと、大人の時間、こどもの時間に違いがあることがわかってくるかなあ。

野上　ふーん。

川﨑　あの、はじめにお話ししてくださったように、野上さんの中にはぼんやりした時間があったかもしれません。つまり、ぼんやりしている中にあるのが時間だと。だけど、わたしが言ってる時間っていうのは死ぬまでの進行形の時間を言ってるんですね。だから、そのひとの時間っていうふうにみる見方が必要かな。あるひとが生まれて、亡くなるまでの時間。だから約束が大事なんです。約束するっていうことがこう、体の中で、より自分の時間の自覚を促すことになってると思う。

例えば、遊びたい。だけど、ごはんも食べなきゃいけない。でも、ここは何時に閉まるから終わりなんだよ。いやぁ、ずっと遊んでいたい。そうすると、約束する以外ない場合もありますね。じゃあ明日また来よう、だから今日はもう終わりにしようねって お願いするわけです。そう言ってしまったら、やはり約束を守る。それはその子が今日を精一杯、生きたことを認めたことになるんですね。大げさに思うかもしれませんけど、いま遊び切りたかったことを諦めなくてはならないときに明日を約束することは、ほんとに大きな力になるんです。だからもし明日も来ようねって約束したら、その通りにしてほしい。そしたら今日は我慢したけど、やっぱり明日が来てよかったってなりますからね。こどもの時間っていうのは、そういうふうにできあがってます。

野上　今があって、こんど約束があると、明日が出てきて、そこがこう、延びていくっていうことですか?

川﨑　延びるんじゃなくて希望なんです。事実じゃないから、望みなんですよ。だから、希望ってそういう言葉です。

野上　そっか。それを、こども自身が持つっていうこと?

川﨑　そうです。もし約束が叶ったら、明日という日があることにはじめて気がつくわけです。今日はなんとかがんばった。翌日、同じように遊べたら、大人が言うように明日は叶うものだって実感するわけでしょ。だけれども、今日、我慢した。翌日、「雨だからやめようか」って言われたとします。「きのう約束したのにどうして?」「いやあ雨が降ってるから」「どうして? 明日くるってお父さんやお母さんが言ったから我慢して遊ぶのやめたのに、どうして?」。そのときどう応えるか。雨が降ってるからは理由にならないんです。明日がそういう日だと思ったら、雨が降ったら希望は消えるわけですから、次に雨が降るのを見ると、その子はどう感じるか、そういうことなんですよ。
　こどもにとっては常に目の前のことが本当だから、目の前のことを本当だよって認めてもらえないと、明日が永遠に来ないんです。永久っていうのは終わりもないし、はじまらない時間ですね。逆にそれはとっても怖いことですね。ずーっとこのままかもしれないっていう恐ろしさがありますね。そんな中にこどもは生きてます。

野上　ふーん……

川崎　つまり、未来なんてわからないし、過去もまだないからです。未来も過去も難しい言葉です。あの、日本の昔話って、むかーしむかしではじまるでしょ。きのう以前、ぜんぶ昔ですからね。

野上　そうですね(笑)

川崎　確かに、昔なんですよ。五歳生き切った中の三歳は本当に昔です。大人もそうやって生きてるのに、そういうことはみんな言わなくなっちゃってるだけです。だけど、こどもの場合はそれが本当に自分ではままならない。周りにいる大人を頼るしかないので、約束は大変なことなわけですね。
　そして約束っていうのは、大人になってからも実は大変なことですね。たくさん約束させられるでしょ(笑)しかも約束っていう言葉を飛び越えて、最後は誓約書を書かされることになりますね。もっと言うと、誓約書だけではままならないので結婚指輪をはめられたりもしますね。そうやってひとりのひとを不自由にさせるようなものがたくさんあるんです。
　だから、自由と時間は関係があると思ってください。こどものときは自由です。だけど、体はまったく不自由です。大人になると体は自由になりますけど、心はどうでしょうか。だからやはり約束が大事だし、約束をしたら守る。守るというよりは、約束は果たしたって過去形にしていくことですね。大人になるともう約束って、破りたくなりますよね（笑）

野上　（笑）

川﨑　で、破っていいことにも気がつきますよね。それはもう老化なんですよ。だからみんな嘘がつけるわけ。どんなにこどものふりをしたって、嘘が言えるようになったら大人です。十代でも嘘がうまい子いますから、そういう子はさっさと大人になってもらわないとね。逆に三十になっても四十になっても、あれが嘘だこれが嘘だって言ってるひとは、学んでいかないと幼いままですから。幼い大人は本当に苦労しますね。やはり不自由です。大人になっても不自由っていうのは、そういう時間感覚の問題です。ですから、自由とか不自由とか、時間っていうのは全部つながっています。

なので、こどものときにいちばん大事なのは、時間的に自由なこと。遊ぶときは十分に遊んでもらって、納得してもらうこと。それと、大人には大人の時間があるっていうことを伝えることだけですね。

ひととひととしての時間

野上　その、わたしは、こどもの時間に付き合うんだと思ってたんです。だから、それってこう、どっちかがどっちかに付き合うみたいな見方をしちゃってたんですけど、そのへんの関係をもうちょっと知りたいです。

川﨑　そうですね。こどもにとって大人は違う生き物なんですね。とにかく、なんでも自分よりもできてしまうひとなんですよ。ですから、自分と違うんだなって気づくほうがいいし、わたしは大人ではないっていうことに気づくほうが楽なんです。だけど大人がこどもに合わせてしまうと、こどもは大人のつもりになってしまいますね。それは間違ってしまう。だからといって大人がえらそうにする必要はないんです。あと、力まかせになにかするとかが大人の証拠でもないから。そうじゃなくて、こどもという生き物と大人という生き物は違う時間で生きています、っていうことが伝わればいいわけです。

例えば「お父さん今から会社だけど行くか？」って聞くわけ。「行ってみたい！」ってもし言ったら、連れていけばいいんです。「お腹すいた」、「もうちょっと待とうね。お昼の時間までお父さんごはん食べられないんだよね」。で、やっとお昼になったとして、「じゃあお昼たべよう」、「お父さんチョコ食べたい」、「いや、ここはごはん食べるところだよ」、「お父さんチョコ食べたいよー！」、「うん、それは家に帰ってからね。お仕事ってそうなんだよね」。一日でも連れてってやれば、大人って……って、いろいろ考えるよね。それでいいと思うんです。

つまりぜんぜん違う生活をしているけど、それが見えなかったらわからない。だけれども、大人ってこういうもんだなぁっていうのがわかれば、こどもはこどもなりに、お父さんとかお母さんの生活をわかった上で付き合うようになります。そういう年齢が次、やってくるから。

野上　そっか。こどもの時間って、自分がないっていうとこから、あ、これが大人の時間なのかなあっていう対象があって、あ、じゃあ自分はこどもなんだなぁっていう、その、なんにも自分がないところから、自分がこどもだっていうのが意識できてくるのがその、完成までの途中っていうか。

川﨑　そうですね。だから、こどもってこども扱いされることが嫌なんですよ。だけれども、大人と話すことは嬉しいことだったりします。大人のように扱わないで、こどもをこどもとして見てくれるってことです。もうちょっと言うと、人間として見てるかどうかがこどもにはわかるんですね。これが不思議。

野上　ふーん

川﨑　生まれて三ヵ月くらいだと、ニッコリしますから、まあ通常の大人だったら「かわいいでちゅね～」とか「こんにちは～」とか、言いますね。顔みて笑うこどもの場合は、顔みて笑うっていう反応で相手の様子をうかがえるくらい頭が働くこどもなので、そういう子には「こんにちは、よろしくお願いします」って、ひとりのひととして話しかけるんです。そうするとものすごい顔で覗きこんできます。そのあとなんにも話さなくても泣かないし、これはどういうことかといったら、ああこのひとはわたしを赤ちゃんとも見ていないな、動物だとも思っていないな、人間ていう生き物だと思っていま挨拶をしたな、が通じるんですよ。これが不思議。面白いなあと思いますね。

野上　へぇ～

川﨑　だから、人間として接することです。そのひとの時間ていうのはもうすでに赤ちゃんのときからスタートしているから、分ける必要もないんですね。そうすると、ひととひととしての時間としてお互いに成立するから、親子関係の大変さみたいなものはないかなあと思います。面倒みなきゃいけないとか面倒みてもらわないといけないとか、いろいろと役割をやるから不満があるのであって、それ以外の接し方もあると知っていれば、お互いにそういうことで息抜きができますから。〇歳と九十歳でもおんなじように時間は流れていて、そういうひととひととして対話をするっていうことですね。

だから、大人の時間に合わせればいいというよりは、大人とこどもは違うことをわかってもらうために付き合ってもらって、わかってもらった上で、あとはそれぞれがいっしょに生活する中で工夫するっていうことになると思う。こどもにとっての時間は本当に永久にあると思って、大人の時間はそれとはまったく違うんだよっていうことを、こどもに教えることだと思います。

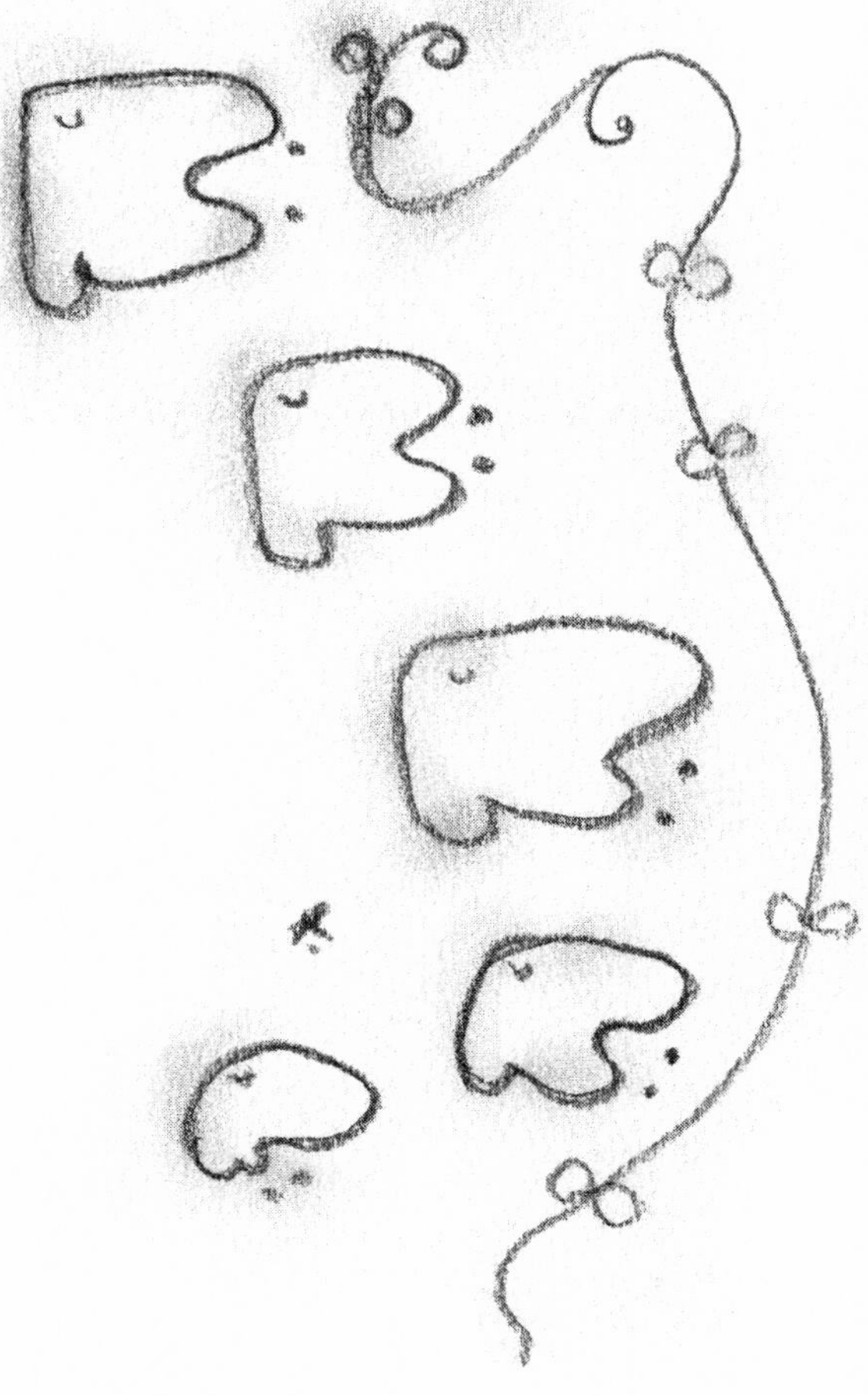

こどもの終わり

わたしはいつまでがこどもなの?

川崎　なにをもって大人と言うのか、なにをもってこどもとして見てるのか。わたしはいつまでがこどもなの? わたしはいつから大人になったの? それを明確に答えられるひとがいるのかどうか。もしかしたらこどもが終わったと思ってるから大人になってる、そう感じてるひともいるかもしれません。それはどういうことなの。

こどもの成長を観察することの中に、もっと違う目線を持って見てもらいたいと。思い出すだけではわかりません。こどものとき、例えば大人を見ていてどう感じていたかね。自分よりも大きいひとたちでしょ。それでいろんなことをなんでもやってる。あと声もでかかったり、自分を持ち上げたり、いろんなところに運んでいったり、そんな力もある。自分ができないことをなんでもできちゃうのが大人だ、もしかしたらちっちゃいときはそう感じていたかもしれない。だから大人になりたいな、って思うわけじゃない?

ところが、こどもになりたいって、みんななかなか言わないでしょ。こどものような若さがほしいとは言うかもしれない。じゃあ、なにがこどもでなにが大人であるのか、これが次、視点が変わってくる大切なことだと思うんです。成長にはきちんと、こどもから大人になる時期があります。確かに具体的な年齢も、精神的な年齢もあります。だけれど、その成長もひとりひとり違うものだから、そういう過渡期をどう過ごしていくかを具体的に観察できてるひとがいるのかどうか。

例えば、早くに大人にならなきゃいけないような環境で育ったひと、こどものときから働いてるような子たちもたくさんいるでしょう。どこが大人と違うのかといったら、なんとも言いようがないでしょう。だけど成長過程が必ずあるわけですから、感受性がそこから変わってるはずなんです。その最初の部分ていうのが、言葉を覚えるか覚えないかってところだと思う。

野上　それも、三歳の話をしたときに、その子それぞれの三歳があるって聞いたのと同じように、こどもと大人の境目も、それぞれの年齢があるっていうことですか？

川﨑　そうですね。言語を覚える能力とか使い方って、みんな違うでしょ。学校では書くこととか読むこととかを規定の中でやらせて、あとは採点することしかしないから、いい悪いで決められちゃって、そのひとの能力として見られないわけでしょ。

だけどそうじゃなくて、三歳ぐらいの子たちの中になにがあるかといったら、自分の意志を伝えられるかどうかっていうことです。そのときに、言語が先に発達してる子は言語、そうでなくても、誰かへの働きかけを自分からやれるかってこと。これがその子の身を守る意味でも、大事なことなんですね。

まあ、遅くてもそういうものがやってくれればいいよね。自分で自分のことを誰かに伝えたり、誰かが言ったことを誰かに伝えたりするような、お手伝いができるかどうか。これは協調性を生むので、他のひとに助けてもらって生きていくことができるでしょ。それをこども時代に、もうある程度、体としてわかってる状態であること。

発育ってそういうことで、発育していってるかどうかが大事です。もしかしたら発育がゆっくりかもしれない。でも、ゆっくりでも発育してればいいだけのこと。ゆっくりか早いかなんていうのはみんな違うんだから。それで言うと、言語の理解と言語の一致と言語の使用方法については本当に個人差がありすぎて、未だちゃんとわかりません。

お母さんたちを見てみましょう

川﨑　六十、七十になってもまともに話ができないひとがいっぱいいることを考えれば、言葉を使えてるかどうかなんていうのは、わからないことだと思います。もっと言うと、老化が進んじゃうと、「あれがさ、あれでさ、あれをとってよ」って、もっと退化してっちゃうんですよ。

これはあの、全体のどれぐらいかわからないけれど、やっぱり観察してて思うのは、日本人の男性がちゃんと喋れるようになるというか、自分の意見をみんなの前で言ってやりとりができるようになるのは四十歳以降。日本の男性って遅いですよね。しかも自分から意欲的に働きかけて喋っていこう、それに自信が持てるようになるのは六十歳ぐらいですよ。まあ六十ぐらいの男性のうるさいこと。どこ行ってもずっと喋ってるから。おじいになると寂しいからいくらでも喋ってる。しかもね、寂しいって言うんです、それぐらいの年齢になると。だからこれは、やっと自分の気持ちを言えるようになるのに六十年かかるってことだよ。

野上　へえ〜大変。

川崎　大変。それまでどうしてたかといったら、六十代の男性を育てたお母さんたちを見てみましょうね。それよりは二、三十年上なんだから、今の八十、九十ぐらいのお母さんたちが男の子になにをしてたか。ぜーんぶ聞くわけ。

「これしたいの?」「こうしたいの?」

「うん」「うん、いらない」「うん」……

これをずっとやってると、結婚する頃には、「風呂」「なんかないの」「寝る」、女のひとと話すにはそれで通じるようなやり方になります。仕事では、仕事について。それ以外は喋らない。それで成り立つ社会が今まではあったんですね。今はそれがなくなってきてるんだから、こうやって聞いてくれる明治生まれのひとが死んでいきました。大正も死んできてます。

昭和の母親は、だいたいはおじさんなんですね。

合理的に育てる。学校で教育してほしいとか、躾してほしい、そういう感じになってきてます。経済でこどもを育てるようになってきてますから、まあ、どちらかというと聞いてあげることもない。主張だけする。そうやってこどもを育てますから、相互方向のコミュニケーションではないですね。それはその前の世代のひとたちが自己主張だけをこどもに求めたから。まあ、わたしたちを育てた世代だよね。だから六十代後半から七十代のひとたち、団塊の世代はみんな自己主張のみのひとたちです。あなたのお父さん、お母さんもそう。だから話がいっぽう方向で聞く姿勢が一切ないわけ。「こう言いたいんでしょ」「こうされたらこうしなさいよ」、こうやって会話を進めていくから、こどもたちは「もういいよそれで」「それに任せたよ」。主張することを拒みますね。

だからわたしたちの世代、四十代前半から五十代後半までかな、ふたつに分かれます。ひとつは親との疎通を断つタイプ。もうひとつのタイプは、疎通はするけれども極力感情では処理しない。ほとんどが家族と話すときと自分がやることを分けて考える。そんな体になってます。

野上 ああ……

川﨑 これが今、四十代後半がこどもを持ってますね。だからそのこども、今の二十代なかばから後半のひとたちは違うんですね。どうすればいいだろうって簡単にいろんなひとに聞ける子たちなんです。で、協力したり、ものを頼むのも年齢関係なく頼めるようになってくる。

だからわれわれの世代がそれぞれがんばったんだと思うのね。その結果、今の二十代の子たちは意外とヨーロッパとかアメリカのひとたちの考えに近くて、いろんな付き合いを考えてます。ただ、親になれるかというと、なりたくないひとが多いので、自分のこどもにも友達のようにあってほしい、自分と友達のように付き合ってほしいっていうふうにこどもを育てる、そんな感じはします。

だからそこが自己主張になるとしたら、大人の境目はどこかと言えば、わかりやすいのは親になったときなんですね。自分にこどもが生まれたときに大人の実感が出てきます。じゃあ、こどもがいないひと、結婚してないひとはどこで大人を実感するか、これが難しいんですね。多いのは、親が死んだときです。自分の親が死んだときに自分が大人になった気になるひとも多い。あとは結婚したらそういう可能性がある。とにかく自分ひとりじゃなくて、自分以外のひとのことを考えられるようになるところがひとつ、大人の境目かなあ。

そう考えると、こどもでもちいさいときからそういうことをやってる子は、早く大人になってる子もいっぱいいる。例えば兄弟が多くて、お父さん、お母さんが死んじゃったら、高校生くらいからお父さんやったり、お母さんしなきゃなんない子だっているでしょ。もう早くに大人になってるひとも昔はたくさんいたんですね。今はそういうひと減ってきましたけど。つまり責任と関係があるかなあ。責任感を感じる能力が生まれてくる、それをたのしくやる。責任てたのしいって感じられるかどうかなんですよね。

野上　そっか……わたしまだ大人になれてないなあ、耳が痛いな……（笑）

川﨑　だけどほんとそうだからさ。六十になっても大人じゃないなあっていうひといるでしょ。大人の運動をしてるかどうか。整体だと観察のポイントがあるんですけど、こども独特の動きがあります。大人になってもそれをやってるひとがいたらこども扱いですから、そのひとはこどもだと思って体をみる。それでだいたい間違いがない。ただ、ほんとのこどもと違うのは、こどものまま成長が止まってるわけだから。

野上　そっか。止まってるってことなんですね。

川崎　そうです。老化がないんだから、表情とか物腰とか言葉の使い方とかがそこで止まっちゃってるんだから。医学的なところはお医者さんのほうでみてもらうといいと思います。例えば二次性徴があるとか、そういうことですね。だけど意識の問題で言えば、早くにこどもじゃなくなるひともいれば、大人の体をしててもずっとこどものようなひとがいるというふうに整体はみます。二次性徴とかでみないっていうことですね。

こどもの完成

野上　前に川崎さんと話したときに、十一歳っていう年齢が出てきて……そのときかな、「こどもとして完成する」っていうような話をしていて、そこを聞きたいなとちょっと思ったんですよね。

川崎　そうですそうです、十一歳ね。これがね、早い子だと十歳から。その、大人の予感なんですよ。体が大人の予感を感じる能力なんですね。確かにその、第一次性徴、二次性徴を指すと思いますけど、その性徴のちょっと前をみる。だから、例えば男の子だったら夢精があったり、女の子だったら生理があったりっていうのが実年齢だとすれば、それよりもすこし早い時期に、いろんなことに対して体が敏感な状態が起きるんです。そして体も、こどもの体から大人の体への準備がはじまってる。つまり、生理になっちゃった、はもう大人の体なんです。ところが生理になる前の体は、なろうとしてる、お花が咲くちょっと前、このときがいちばんこどもの中では完成されてる状態。

野上　ふーん

川崎　で、本人がいちばんそれを不安に思うわけです。だってもう終わるんだから、こどもが。こどもとしての体が終わるんだから。で、いろんな変化がものすごく早くやってきます。例えば男の子の場合だったら、それまでペラペラ喋ってるわけです。ところがある日ふっと、なに言ってんの自分……。自分の中にはそれまで一人称もない、モノローグもない、感じたものをそのままひとに言ってたんです。

ところが自分ていうものが意識できる、つまり自分のことを、ぼくとかわたしとか言わなきゃならないようなことが出てくる。それと同時に、大人に対する見方が変わってくる。とにかく恥ずかしいっていう感覚ね、こういうものがすごく顕著に出てきます。なにがっていうものはわからないけど、なんだか恥ずかしくなってくる。そうすると気にするっていうことが出てきますから、まずなにを気にするかというと、自分が気になるわけですね。そのことによって自分の中にもうひとり自分ができてくる。自分の中に対話が生まれるのはこれくらいの頃です。

野上　へぇ〜

川崎　だから、それまで外にビャーって言ってたものを、言わなくなり、黙っちゃって、自分の中にこもっちゃう。あと、その頃は目の発達発育がすごいんですね。ものすごい量の漫画を読んだり本を読んだり、ゲームをしはじめます。もう頭の発育がそういうふうになっていく。頭の神経の発育のピークがそれくらいとも言えますね。だから、なんだかわからないけど夏休みが終わったみたいな感じで、どうにもならないような倦怠感とかそんなものを感じる。あと友達とも話が合わなくなってくる。こんなのがやっぱり特徴ですよね。

女の子だとそこらへんから、逆に友達がほしいと思ったり、好きなひとをほしがったり、なにか手元にかわいがるものほしがったり、こういうものがその頃に出てくるから、これもこどもから大人になる、なにか寂しさを知ること。要はつかむことと関係があるんだと思うのね。もうつかんでいられないというか、そういう不安てものもちゃんと感じられる。具体的に言うと、怖いとか不安とか嫌だなっていうことを体がしっかり感じられる。で、嫌だとか不安てことも言えなくなる、あと、相談もしたくなくなる、これが大人であるってことですね。

野上　それまでは、不快な感情とか、そういうことについては喋ったり、泣いたりして外に出せるけど、っていうことですか？

川﨑　そうです。だから、言ってもしょうがない、とかさ。とにかくそれは個人差ありますよ。もっと早くから大人びた子もいます。だけどおおむねその頃にはそういう感じがある。で、もっと言うと、中学生になってもそういうのがこない、もっと言うと、十一歳になってもそういうのがこない子もいます。そしたらそこはまあ、ゆっくりなんだなあと思ってもらうといいかな。でもだいたいは、それくらいにそんな感じがある。

そしてこの頃に「きちんと大人になってますよ」って伝えてあげることが大事なんですね。だから、わたしはそれを感じるお子さんの操法をおこなうときは、そこからぜんぶ敬語に変えちゃいます。早い子だったら十歳、十一歳の男の子とかでも、それまでは「なにしてるの？」「こうだったの？」「学校ではどうだった？」って話をするわけです。だけどそんな感じがちょっとでもみえてきたら、「勉強はなになさったんですか」「宿題はもう終わられたんですか」「今日はなにかスポーツを観てたんですか」って聞くわけです。そうすると向こうはドキッとする。「はい」とか「いいえ」とか言います。もうこれはちゃんと意識してるんだから、大人としてお話をしていくんですね。

反抗期

野上　反抗期っていうのがあるじゃないですか。三歳にイヤイヤがあって、次、十一歳前後で不快だったりすることを一回、自分の中に置くっていうのがあって、もう一回そのあとに、小学校六年生とか中学生くらいに、反抗期っていうのがあるなあと思って、その流れが、どうつながるのかなあって。

川﨑　つまり、自己認識がこどもの終わりです。だけど、反抗期っていうのは対象の話であって、自分の認識とは関係がないわけです。つまり環境に対して抵抗を起こしてるだけなんですね。だから三歳のときにイヤイヤがきちんと終わってると、この反抗期っていうのは、たいして大きくはないはずなんです。つまり三歳のときに反抗をそのまま受けとってもらえない子の場合、要は三歳のときにハイハイって適当にごまかされちゃうと、思春期の頃にバウンっとそれをやるんですけど、それはあくまで対象に対しての自己主張であって、自分の問題ではないと。だから反抗期をその子の成長だというふうにはみない、それは大事なことです。自我の問題だと思ってください。われわれは、自分ていうものを見つめる目を持ってるかどうかを成長としてみています。

イヤイヤにしても反抗にしても、あくまで、こどもをどうすべきか、っていう大人たちが、大人だと思いこんでるひとたちが、「時期があるから」みたいなものの見方で反抗期って呼んだり、思春期って言ってるだけのことだけであって、さて自分がそうであったときはどうだったかと聞いてみれば、思い出せないようなひとたちなんです。つまり、もともと反抗の力もないし、イヤイヤもあんまりしなくて済んだようなひとたちが、反抗期だのイヤイヤ期が大変だの、共感ができないから言うわけでしょ。でもみんなにあるんです。つまり、わかってもらえないっていう感覚を持ってる。だって、わかってもらえてたら思春期に反抗する必要ないじゃん。

野上　うん

川﨑　もっと言うと、自我がある十一歳のときに、自分がこうしたいっていう主張が出てくる子の場合、もう大人へのステップの種を持ってることになるので、それを聞いたら、親はそうさせてあげてください。つまりもう夢が固まってる子もいるわけ。ぼくはこうしたい、わたしはこういうことをやっていきたい。もう半分以上そこで自立しちゃってるんですね。そうか、じゃあ、やれるところはお手伝いしましょう、だけど不安なところは言ってね、ぐらいで、あとは自分で考えるように見守っておくと、どんどん自分でやっていくから、反抗する暇がないんですよ。反抗してるほど暇じゃないんです、こどもって。やらなきゃいけないことといっぱいあるわけ。勉強どころじゃなくて、体をつくるほうが先だから。で、体をつくることをきちんと十五、六歳までにやれば、まだまだ体は柔らかいので、少々怪我をして傷ついても回復力があるわけ。回復力で大人の手伝いができる、大人としてやっていくことができる。だから、十五、六歳ていうのが自立の時期なんだと思います。体が順当に育っていけば、自立しなきゃっていうのが十五、六歳にはちゃんと起きてくるはずなんです。

だけど、なんにもそういうタイミングをみないまま、みんないっしょに生活してるのが今のあり方だから、そうすると、その自覚も促せないまま、周りもそれを言わないまま、いっしょに家族をやっていって、そこから倍もかかってるけどみんな自立しないでしょ。こどもが三十になって、親が六十ぐらいになっても自立しないでしょ。だからそれがたぶん、今の生き延び方なんだと思う。適応なんだと思う。

野上　ふーん

川﨑　だから反抗期は、する必要がないことを親がさせちゃった結果だと思ってもらうといい。じゃあ自分がどう反抗したかを思い返してみると、わたし自身は反抗する暇がなかったです。理由がない。それよりは、家に父と母がいて、母の体が弱かったから、それどころではないわけです。母が弱ってるから面倒みなきゃならないし、面倒みなきゃならないようなひとに頼られちゃったら、「おらー」っていう暇はないわけでしょ。だからここだと思うんです。つまり甘えなわけで、大人になるために思いっきり甘えたいっていう儀式として反抗期があるとするなら、甘えられないようなことがあると、納得するものなんですよ。そのときにそうやって大人ってというふうに一括りにみようとする運動がある子たちっていうのは、体の特質がありますね。つまり、反抗期を起こしやすい体の運動がある子たちがいるっていうことです。みんなが反抗期を迎えるわけではないっていうこと。

野上　そっかそっか……

川﨑　ご自分はどうでしたか?

野上　わたしは、いつかなあ、妹がそういう年齢に入ったときか、もうちょっと大きくなってからか、自分は反抗期がなかったなあって思って、妹は感情でバンバン母親とやりあえる子だったのに、わたしは自分の中で鬱々と溜めちゃうなっていうのがあって、やり残しちゃったのかな、っていう思いが今まであったんですけど、いま川﨑さんの話を聞いて、うーん、そこで納得はしてたのか、自分ではわからないですけど……

川崎　だからまず、反抗期と関係がない育ち方があるっていうことをもっと認めないとならないので、みんなと同じようにしなきゃいけないっていうのが間違いで、あの、反抗期がみんなあるわけじゃないんですから、ほんとに。

野上　それと十一歳のあたりに学校でいじめとかあって、自分もされたり、やだなあって思ってたときがあって、そのとき、母親に相談をしたんですよね。でも、相談に乗ってもらった感じがしなくて、あ～母親とわたしって違う生き物なんだってすっごく思ったことがあったなって。だからそれが納得なのか諦めなのかわからないですけど、今まで自分が苦しいときは母親も苦しいって思ってくれるに違いないっていう思いがあったのが、違う生き物で違うこと考えてるんだなあって思いながら渡り廊下を歩いた記憶が……

こどもの終わり

川崎　それはひとつにはこどもの終わりです。わたしはそれよりもあまりにも顕著でしたから。幼いときから、母親が好むようなものはいっさい受け付けなかったものですから、そこからはじまると、母親のほうがこどもに対してそういうふうに育てていきますから。だけどあなたのところは、それまでお母さんは、あなたとわたしはおんなじよ、って育ててくれたわけね。だけど、こどもの側から自立したわけですよ。わたしはそんなことにも関心がなかったから。こんなふうにひとりひとり成長の過程が違うのでね。

でもほんとに、こどもの時期の終わりが必ずあります。自我っていうか、自分ていうものをわかるようになるとか、そんなことかなと思いますけど、これは生まれてくる、芽生えてくるものです。内側からそういうものが発生的に起きてくる。だから反抗することとは違うっていうことがこれでわかると思うけど、お花が開くみたいにブワ〜とそんな感じが出てくるわけで、なんだかあくびがしたくなっちゃった、みたいなものと同じように出てくるだけで、あくびを堪えるわけにいかないでしょ？ちゃーんとあくびが出るほうが気持ちがいいんだから、そんなふうに内側から出てくるもの。

野上　うん

川﨑　だけど、さっき言った反抗期とかイヤイヤ期っていうのは、大人側からみた育てやすさと関係があるような、それだけのことですから。例えば親にクソババアとか言うじゃない。だからそれはクソババアなんですよ。こどもが、もっとちっちゃいときに聞いてもらえない感覚を持って、覚えてるわけです。だけどそのときはクソババアってまだ喋れない時期だったと。ところが十五歳になると、クソって言葉も、ババアって言葉も、あとそれをさげすむ意味でも、もっと的確に言うこともテクニックとして覚えましたから、だからイヤイヤって言わないで、クソババアと言える。おんなじことだけど、ここであなどれないのは、それをずっとやりたくなるひともいるんですね。一回、自分の母親をババアって言う癖をつけちゃって、はいはいってそれを聞いちゃうと、三十になっても四十になっても自分の母親をババアって言う男がいるでしょ？それが甘え方として残っちゃうわけ。けっこう切ない話です。

野上　そうですね……

川﨑　だから、自立ってなにを言うのかわかんないけど、自我があることを認めてあげようよ、と。自我っていうのは人間になれてることだから、自我がなかったらお猿さんでしょ。恥ずかしいと思うとか、違うと思うとか、人間の証拠じゃないですか。だからそういうときに、ほんとは成人式みたいに、「おめでとう」って言ってあげるようなことをしないとならないんだなあと思うんですね。

見てても、もう顔が違うんだもん。十一歳、十二歳でふっと自分のことがわかるようになった子たちの顔、大人に対するまなざし、うわー、すごい目で見てるよ、見られてるよー、ってときがあります。でもほんと、そういうものです。みんな未来のひとなんだから。そういう感覚を持って次の世代を生きる準備をしてる。十一歳ってことは、つまり体の中で二十歳以上の体をつくる準備をしてるんです。

野上　ふ〜ん

川﨑　お母さんたちにいつもその話はします。六ヵ月の赤ちゃんがなかなか寝てくれない。夜泣きがある。体力がついてきたからだね、だけどいま一生懸命、体力つけてるってことは、いま六ヵ月だけど、体の中で一歳半くらいの体づくりをしてる、三歳ぐらいになるための運動なんだね。だから大変なんだね。お母さんも大変だね。っていうふうに話を聞くんですけど、こどもはそのままじゃないので。こどもが終わったあとに体を大人にする運動をしなきゃいけないんですよ。だからやっぱり終わっただけではなくて、今度は、脱皮して大人の体として体を使っていくときに、とても過敏だったり敏感だったりっていうことが起きてきます。そういう変わり目がひとつあるっていう意味での十一歳、十二歳があると。それまではこども。こどもが終わったら、次は大人だねっていう、そういうことになりますね。

こどもと思春期

性の問題

野上　三歳、十一歳、とみてきて、それからどうやって大人になっていくんだろう……今日は、その続きとして十代の半ば、思春期のことを聞きたいなあと思って来ました。

川崎　あの、思春期っていう言い方は前も話したように、そこを過ぎたひとがある程度、区分けするために思春期という名前をつけたと。だけど、一次性徴二次性徴っていうのが、医学的なところとか、発育の状況であります。

それで、整体のほうで言えば、体の働きの変化をみて言うのが思春期ということになるんですけど、本当にもうはっきり言っちゃうと、性の問題というふうに捉えていただくといいと思います。こどもが終わったあとには、急速に性成熟が進んで体が大きくなるんですけど、あまりにもその成長の度合いが激しいと、急に体が大きくなる。だけど心のほうはなんだかわけがわからない感じになってきて、他のひとを気にしはじめるっていうのが思春期に出てくるわけです。いろんなひとがいることを気にしはじめるんですね。その中に、性というものでひとをみる見方が出てくる、これがすごく大切なんです。自分は男性であるとか、女性であるとか、相手は女性であるとか、男性であるとか、そういうふうにみる力が出てくるということです。

体の中のそういう部分が曖昧であるとか、わからないっていうひとがいたとしたら、それは曖昧でいいわけです。自分は男の子でいたいのに体は女の子だとか、女の子の気持ちなのになんで体がこんなにゴツゴツになるんだろう……。だけど学校の教育とか、いろんなところでは分けられちゃうじゃない。

野上　うん。

川崎　だからその段階で違和感を持つひとたちは、

そこがひとつ大人になっていく、いちばんわかりやすいステップになるわけですね。これが具体的であればあるほど、大人になる機会が早く来ると思ってもらえばいいかもしれない。だけど、自分の体も心も男の子であるなあ、そこに違和感なく育ってたら、そんなこと気にしなくても構わないんですね。

次になにがあるかといったら、成熟の場所があるわけですね。そこの中でも整体でみるのは骨とか、分泌が段階的にちゃんとできてるかとか、そういうところになります。まあわかりやすいのは、女の子の場合は本当に感情的になっていく。いろんなものを感情的に捉えていくっていうことが思春期に起きます。で、男の子のほうはですね、やっぱりものすごく女の子に興味が出てしまう。これをどうするかがとても大事になります。

こどもが終わったときに、ひとに相談できないっていうところがあったでしょ。次、もっと相談できないことになってくわけよ。あ、こんなところから毛が生えてきました、とか、もっと相談できないでしょ。極度に気にするところが変わってくるわけだから。しかも、自分はそうだけど、じゃあ他のひとのそこはどうだろうって、こういうふうに見るようになるでしょ。もっと大変なことになってくるわけです。だから男の子の場合はそういう視覚的な面。女の子と接するときの自分の変化に敏感になってくるわけです。

それを嗅ぎ分けることができるかどうか

川﨑　あとはまあ、思春期でいちばん発育する部分は嗅覚ですから。

野上　ふーん……

川﨑　だから嗅覚っていうのは、とっても大切なんです。それを嗅ぎ分けることができるかどうか。犬なんかすごいじゃない。ずっとフンフンフンフンいろんなもの嗅いでさ、それによって学んでいくわけです。だから思春期の頃に大事なのは、生殖器の発育がどんどん進むと同時に、嗅ぎ分けができるかどうか。自分はこのひとと接していて、嫌な臭いがするとかいい匂いがするとかっていうのは、すごーく大切なことなんです。で、実は思春期の頃は無意識にちゃんとそれを感じて、嗅ぎ分けて生活してるわけです。だから、男の子の匂いがする子と女の子の匂いがする子は早くに分類していく。でもまだ曖昧な子たちは曖昧なところにいる。これが、だいたい二十歳くらいまで続くわけです。これが一生の中でも三、四年間にグーっと濃縮されてあって、昔は日本だったら元服とかさ、ああいうものが自然とそこに設定されてるんです。だからそれは、むかーしから感じてるわけです。

ちょっと話を戻すと、例えば男の子が生まれたら、だいたい二、三ヵ月目くらいに匂いが出てくるわけです。オスの匂いがするんですね。つまり、他のオスに食べられないようにするっていうのがありますね。ちゃんと身を守るために男の子は自分固有の匂いを出す。お母さんにもかわいがってもらうための特有な匂い、おっさんの匂いがするわけです。つまり分泌で体を助けるわけね。

野上　へぇ〜

川崎　メスもそうです。女の子の匂いがする。それによって身を守るんです。こういうものがはっきり出る時期がオスもメスもそれぞれあるんだけど、それによって世話するひとが違うわけ。まあおおむねお父さんかお母さんどっちかの匂いがちゃんとして、もうちょっと幅を広げると、おじいちゃん、おばあちゃんとか、誰か親戚で匂いを嗅ぎつけてかわいがってくれるひとが、ひとりぐらいいるようにできてるんですね。だからお父さんお母さんと仲悪くても、おじさんとは相性がいいよねとか、おばさんにはかわいがってもらえたとか、そういうひとがいるんです。

野上　あ〜なんか、甥っ子とか見てるとそれはあるなあ……

川﨑　これは別に親戚だからっていう理由じゃないです。匂いでわかるから、お互いに。だから、おばあちゃんばっかりかわいがってくれたなと思ったら、それはそのおばあちゃんと相性がよかったんだな。本当に面白いけれども、これは親子でも自然な働きが合わない場合があるっていうことも認めることなんです。お父さんお母さんと合わない子が生まれても自然だということなんですね。それをわかった上で世話ができるかは愛情の問題だけれど、そうじゃないにしても、親戚の中に愛情を感じるひとがだいたいはいるんですよ。

こんなふうに、匂いで発育をみるっていうのはあんまり言われないけど、でも本当にそういうものがあって、観察してると、お母さんなんか面白いですね。お外で赤ちゃん抱いてフラフラ歩いてるお母さんなんか見てると、しょっちゅうこどもの頭の匂いを嗅いでます。本人は無意識に匂い嗅いでるんですよ。あんまりにも当たり前だから、お買い物しながらでも嗅いでますから。それによってお互いに確認し合って元気になってる。この蓄積が、思春期にパックリ分かれるわけ。つまり、お母さんと息子の場合は、そういうところから、急にお母さんに対して女を感じるわけでしょ。

野上　うん。

川﨑　ということは、男の子はお母さんと違う匂いの女性を意識することを求める体ができあがるってことです。これは自然にそうなるんだから、それが大事なこと。だけど、逆も言えるわけです。お母さんのほうが自分の息子に男の匂いを感じたときに、これはモラルとかマナーとかルールを抜きに考えても、新しい男と感じるかどうかなんです。自分の息子だと思って、ちっちゃいときから嗅いでかわいがるんだけれど、ん？ これは知らない男のひとだってお母さんが感じたときに、どうやってそのこどもと接していくか。異性として見ちゃうお母さんもいるわけですよ。ここでやはりいろんなことが起きるわけね。嫌ってくれたらまあいいけど、これで好きになっちゃった場合です。ほんとにこれはあの、どうやって親から自立するかの問題が、もう思春期に出てきちゃうわけですよね。

野上　うん……

卵がいろいろ考える

川崎　逆に女の子のほうは、もっと早くから性的な働きがきちんと出るようになります。女の子はこどもを産む性なので、土台や発育がしっかりしてる。男の子よりも早く生理っていうものがくるでしょ。ここでもう完全に、子宮に手足が生えてる状態があるわけね。その子の意思じゃなく、子宮がすべてをコントロールする。もっと言うと、体の中にある卵がいろいろ命令を出すわけです。卵が、あーもうそろそろわたしいなくなるからちょっと栄養とってよとか、次の卵が出るまでは寝てなさいよとか、あそこのお洋服を買おうとかいうふうになっていくわけね。だから女のひとは生殖器の勘、生殖器の勢い、それで男の子を見るようになります。それがもう、生後六ヵ月くらいから運動が出てるから……

野上　へぇ～

川崎　だから、二歳ぐらいの女の子がニッコリ笑うと、おじさんとかもメロメロになるわけです。つまりお母さんのお腹の中にいるときから体の中に卵を

持ってるものだから、ものすごい長いスパンで卵がいろいろ考えるわけ。戦略がある。こわー（笑）

野上　（笑）

川﨑　性がそうさせてる。性がかわいいお洋服を選ばせてるし、性が新しく出たいい匂いのシャンプーを買わせるわけですから、やっぱりそれを出しやすい子と、それがわからない子もいますし、速度にそれぞれ違いはあれど、みんなにあるってことです。わからないひとでもちゃんと性欲があるから、その部分がしっかりしてくれれば、自分の志向、自分は男の子みたい、女の子みたい、それがまあ思春期前半にわかってきます。

自分ではどうにもならないものすごいエネルギーを秘めている

野上　なんか……その、性かぁ……って（笑）今日、思春期のことを聞きたいと思って来たんですけど、性のことぜんぜん考えてなかった……（笑）

川﨑　（爆笑）面白いのは、あなたがその、中学校に行くようになってからずっと寝てたって言ってたでしょ、こういうひとがいるんですよ。とにかく眠たくて眠たくて、中学校行くようになったら寝るようになった。これが性欲なんです。

野上　へぇ〜そうなんだぁ！（笑）

川﨑　だから、ひとによってそれがどういうふうに出るかは違うから、もうダイレクトにそのまま出やすい子もいれば、性欲がしっかり出るまで練習しなきゃいけない子もいて、分泌が出るまでに発育しなきゃいけない部分が、ひとによっては食欲だったり睡眠だったりして、そういうバランスをとるために顕著に出てきやすいんですね。だからずーっと寝てたっていうのは、性欲がうまいことその欲求と行為が直結できない体には一運動いるから、この一運動のために寝るわけですよ。

野上　ふ〜ん

川崎　やっぱりこういうものがそれぞれの体の運動で、それによってみんな違うと思ってもらうと、寝倒して寝倒してってていうのは体力がないと寝られないんだからさ、それがそのときに必要だったことなんですよ。だからそういう話を聞くと、あ〜そうかと。

野上　ははは（笑）

川崎　整体は性をすごく大事にしてるんです。性っていうのは自分ではどうにもならないものすごいエネルギーを秘めていて、それによって命を未来のひとに届けるために力を押し出すようなものなんです。性成熟がどんどん進んでいくと、その先に人間の発展があるっていうふうに、そこまでみてるんですね。だから性を蔑視したり、卑猥なものだと思ったり、こんな考えを持ったひとたちっていうのは、すごく性が不足してるひとか、性欲が強すぎるひとたちなんです。だから潔癖性っていうものがありますよね。もうこれは完全に、異常に性欲が強いひとなんです。本人は気がつきませんけど、一生懸命、手を洗ってるひとがいたら、あー、これは盛んだなぁ、と（笑）

野上　（笑）

川崎　だけど、自分でそういう対象に持って行きようがないときに手を洗う行為になってしまうんだから、現実的にそれを消化していけば手を洗わなくなるんです。まあ女性と付き合うとか、男性と付き合うとかね、発育が進めばそういうことが平気になるんですよ。だから、意外と大きな問題なんです。人類っていう問題なんですよ(笑)

野上　そっかぁ……

川崎　われわれは動作でみますから。性の不足からそういう動作になってるとか、性の過剰からそんな動作が出てるとか、そんなふうにひとをみてるんです。性に対してそういう見方をしていて、生きている勢いで人間をみてますから、もう恥ずかしいとかそういう感覚さえないんですよ。

まあ、野口先生もそういうところは乗り越えていらっしゃるし、性欲を律しなさいとかじゃなくて、そこに素直でありなさいって言うわけです。好きなひとができたら、好きなひとができたって言うひともいれば、恥ずかしくて言えないひともいますが、われわれは動作で、あ、好きなひとができたなとわかるわけで、それだけでいいんですね。逆に、今度結婚します！って言われても、全然そうみえないひともいるわけだから。そうすると、やっぱりこれは性成熟の問題になるでしょ。

そんな問題は思春期の頃にみんなあって、あれ、みんなそういう感じなのに、自分はぜんぜん女の子に興味ないなあ。興味なくてもいいんですよ。自分はそれと違うものを一生懸命好きになってる、それならそれでいいんです。あの、自分がなにかに一生懸命、注ぎこむようなものが性の発露だから、男であろうが女であろうが山であろうが部活であろうが、なんでもいいんです。とにかく夢中になれるのが大事で、夢中になってても構わないようにね、そういうものを親が観察して、どうしてあげるかが大切です。

野上　うん

思春期のエネルギーは一生を支える

川崎　こどもの完成ぐらいのときにも、具体的な体の変化がありますね。膝が痛いとか足が痛いとか、成長痛っていうものがありますから、これはあまりにも成長のほうが激しすぎて、栄養が不足してると出てきます。だからしっかりと食べてもらったり、しっかり食べさせてもらわないといけないわけね。これは生理がはじまったらもっと大事になりますね。思春期で生埋がはじまった女の子たちは貧血なんかがありますけれども、これもやっぱり栄養が行き届いていない、そういうものもあります。鉄剤を飲んでも血の代わりにはならないからさ。

野上　うんうん

川崎　だからしっかりと体を動かして食べてもらう必要があって、もっと言うと、パンパンになるぐらい食べないとならないんだけど、もう女の子って十五、六歳になると、バッツバツのパンパンにならないといけないんですね。そのときに骨といっしょに体ができあがって、二十歳になると、グーッと体重が落ちちゃうんですよ。で、二十二、三くらいで落ち着いて、老化がグーンと進んできます。だから女性の中には、そういう思春期の終わりを感じる時期があります。

男の子の場合は、そういうのはない。どんどんつくっていくほうが盛んになっていくから。そういう部分をしっかり成長させるためには、まずは運動が大事です。まあ、あくまでそれは自分の体づくりのための性であって、異性に対してそういうものを意識できるようになるのは、男の子の場合はもっとあと、二十代になってからだと思います。だから思春期の男性と女性には、それぐらい時間の差もあるし、自覚の差もあるし、落ち着くまでの時間も、男と女の体では違いがあると。

そういうものがあるなぁっていう見方を持っても

らうと、だいたいは思春期のエネルギーの勢いで一生を終えるんですね。だからこの、性の勢いっていうものが、その後の二十代、三十代、四十代、五十代、六十代、ずーっと続くんです。

野上　ふーん……

川﨑　だからあの、自分はどうしてたかなあ？って必ず思い返すことができる年齢っていうのは、みなさんこのあたりだと思うんです。これを思い返すことが実は健康につながることもあるので、よかったらやってみるといいと思います。自分がこのときに悩んでたり困ってたことも、今の種になってるね、今のわたしを支えてるねって、とってもね、そのときの自分をあたたかくみられるところがあるんですよ。ほんとに思春期のエネルギーっていうのは一生を支えてますから。七十、八十になっても支えてる部分なんですよ。

野上　へぇー、そっか。

自分を確認するために異性を意識する

野上　今、自分のこともちょっとずつ思い出しながら、性を意識……、意識する前からはじまってるとは思うんですけど、そのときに自分が女性だっていうところにものすごく引っかかって、男の子に憧れたり、討論するのも好きだったなぁって。あとわたしは女子校だったんですけど、スカートはくのが嫌でジャージはいて行ったりしてて、今もそういう女子高生を見たりすると、あ～そこ、いま抱えてるんだろうなあとか。そんなことを、話を聞きながら思い出してました。

川﨑　そうですね。それで言うと、性があるっていうこととか、みんなに性欲があったり、自分を自覚するっていうことがいっしょくたに出てくるのが思春期であるならば、型を求めるっていうのが思春期でもあるんですね。こうありたいっていうものがすごく顕著に出てきて、対象としてアイドルだったりさ、そういうものがあるでしょ。そこに大事な点があるんです。で、女の子の中にも男の子になりたいっていうのがあるのは自然なんです。男の子の中にも女の子になりたいっていうのが自然にあるんです。自分を確認するために異性を意識することが大事なんですよ。自分がいることの外に、男、女があるわけであって、別に決めなくていいことです。

だけど周りが女子校に行きなさいとか、男子校に行きなさいとか言うわけでしょ。そうすると、女の子ばっかりだったら女の子のグラデーションがわかるし、男の子ばっかりだったら男の子のグラデーションがわかります。要は男らしいって言われるような体を持ってる子と、そうじゃない子がいるじゃない。それは発育が違うからそうなわけで、発育がしっかりしてくるのは二十歳以上なんだから、男だろうが女だろうがまだみんなフニャフニャで育ち切ってないわけでね。だから、それを補強するためにお洋服に頼ったり、髪型とかで、こうありたいところに自分を置きたいわけじゃない。なので、自分がとにかくしっくりくるものを探し続ければいいだけ。

わたしたちは、そのひとの性成熟が発育してるかどうかの運動傾向をみるわけだから、その男の子が女の子のような運動動作をしていたら、そのひとは女性でいいわけです。女のひとが男みたいな運動してたら、男のようにありたいんだな、それでいいわけです。そのひとらしく運動してる姿がそのひとだから。

野上　うーん。

川﨑　そのひとが求めてるものがそのひと自身なんですね。だから思春期の頃に自分がなにか憧れたりこうしたいっていうものがあれば、それに素直になってればいいだけです。他のひとがどう思うかは構わない。

野上 そっか……なんだか洋服とかアイドルとかに惹かれたり、現実を鏡にしてすごくよく自分を見るようになったりとか、それが対象に向かってるのか自分の内側からのものなのか、思春期の頃はごちゃまぜになってたなあと……

川﨑 だって変わっていくじゃん。こどもだったのが、どんどん変わっていくこと自体、どうしていいかわからないし、男の子だったら急に声が低くなったり、重たくなっちゃったりね。周りからも言われるじゃない。急に変わったね、とか、大きくなったね、とか、女の子らしくなったね、おじさんみたいになったとか、いろいろ言われたりもするから、なおさらそういうこと自体に敏感になりなさいよって言われちゃってるようなものなんです。

だからそういうときにいちばん大切なのは、独りになって、独りで考える時間。思春期の子たちが周りに対して大人はわかってくれないってよく言いますけど、逆だからね。つまり、たくさんのひとに関わってほしいっていう自己主張でしょ。そういうときこそ独りにするっていうのが、ほんとは大事なんです。まったく知らないひとたちの中に入っていくほうがいいわけね。自分から働きかけをしないとやっていけないような環境に身を置くと。そういうことは、その年齢が出発になるわけですね。

生きていくことに本気だから体が育つわけ。その可能性がより広がって丈夫になるんです。それがやれる時期って、ほんとに思春期ぐらいなんですよ。もう二度とそういう勢いは帰ってこないんです。だから自分が大人だとか大人でないとか、三十とか四十でそんな話ししても、もう手遅れなんですよ。

野上　（苦笑）

川崎　でも、気がついたところからやってなかったことをやれば、新しい可能性になると。整体は体の本能的な働きしかみませんから、思春期もそうやってみてるし、そのときに間違えたり失敗したりっていう経験がしっかり活かされた体であれば、もう二十代ではしっかりした大人の体であるひとが多いですね。なんかやってきたなって体をしてるし、なんか落ち着きがあるんだよね。

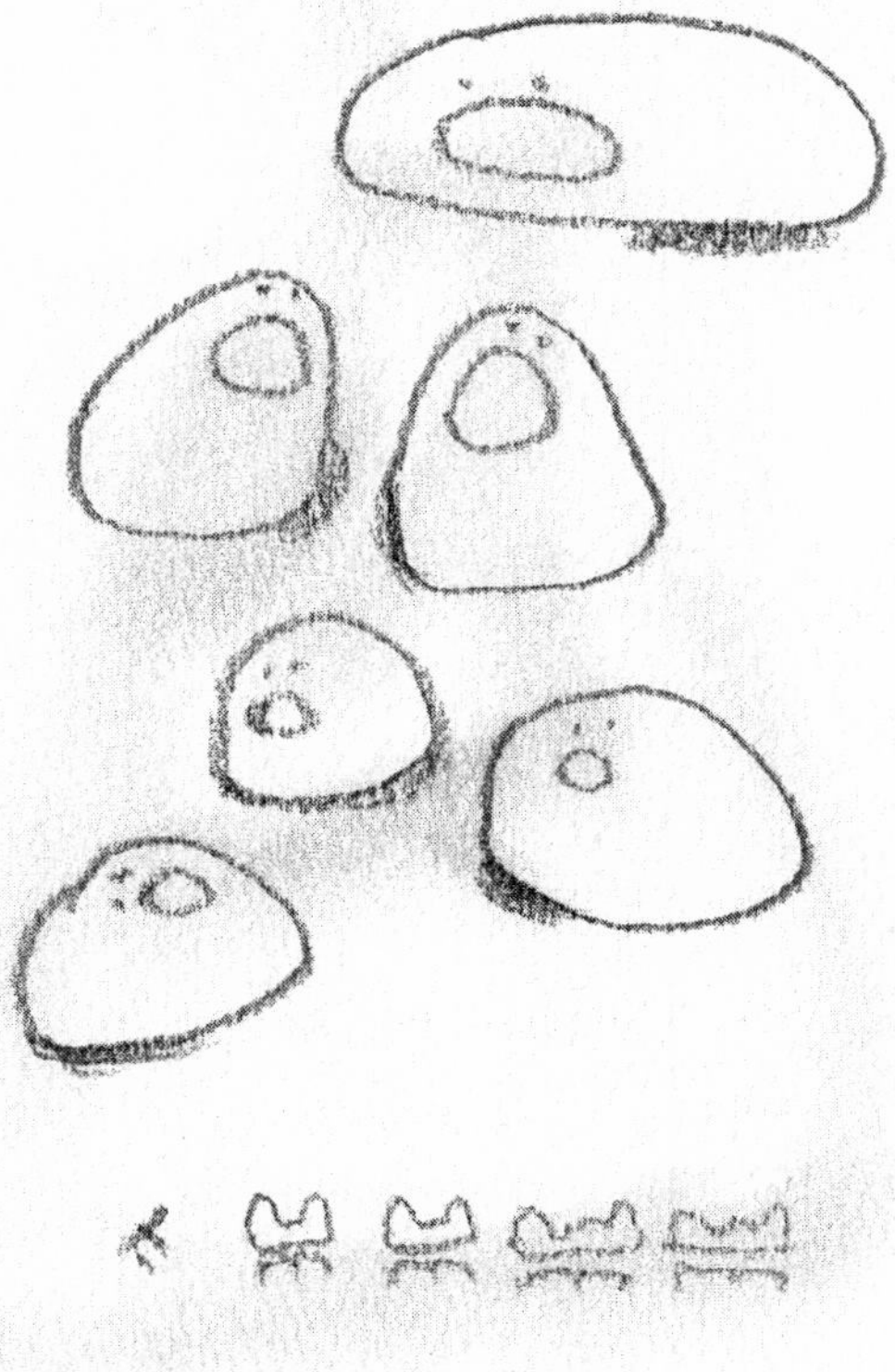

こどもと愉気

愉気ってなんだろう

野上　今日は、こどもと愉気《※ゆき》について聞きたいなと思います。『ある』を読んでいたときから気になっていて、でも、今もわからないものです。まずは愉気ってなんだろう？っていうところから話を聞かせてください。

川崎　はい。あの、愉気っていう言葉は、整体の中の……というか、愉気が整体、と言ってもいいと思います。気による運動が、整体っていう発想や考え方の方法論を、選んでいるっていうふうにみたほうがいいかなあと思う。気っていうものはわからないものですね。だけどなんか、あるもの。気が、ある部分を指示して、方向性を持って体を整えていきますよ、となったときの、道具のひとつが整体です。

　それがもう一歩さきに進んで、実際に物質的な道具を使ったものが鍼や漢方になります。薬の作用を使うんですね。だけど、はじめの動力になってるものは気ですから、それを対象物になんらかの形で伝える、ということです。だから整体で言えば、愉気がある上に整体がある。中国から気の意識や方法が伝統的に伝わっていますけれども、「愉気」として使いはじめたのは日本なんですね。それもまあ明治ぐらいからなので最近のことです。じゃあ、こどもと愉気はどういう関係があるのか、ですね。

野上　うん。

川崎　あの、こどもの状態であるということは、成長している、気としてもまだできあがってない状態なんですね。気もずーっと発達していくもので、気にも成長があるので、人間の中の気が成長していく成長過程がこどもの時期だ、と。最初は一個の受精卵からはじまるわけです。それが自分でどんどん動いて栄養を必要として、卵から体を分裂させて、次の行為、次の行為って、こうやっていく中に、ずっと止まらずに動いているものがあるんです。整体では……野口整体※ではっていう言い方をしますけど、気のほうが体より重要だと考えます。だからまず気があって、そこに体がくっついてるわけ。

野上　ふーん

川崎　だから、気の働きが現象化して、ひとが生まれてきてると。例えばミミズが動いていたり、カエルがピョーンと跳ぶ。どうしてそんな運動の生き物が生まれるかは未だにわかってないですね。人間もその仲間として運動はあるけど、生き物っていうのは運動が成長して最後、死んでしまうまでの運動過程としか言いようがないことなんです。

　気はまずその運動を促すためにあるんですよ。そして気の運動が起こる条件が起きたら、その中に流れができる。もっと言うと、心臓が動いたり、呼吸器を動かしたりするのも気だっていうふうにみます。うーん、もうわけわかんないですよね（笑）

野上　（笑）

川崎　わけわかんないんだけど、どうしてそう言えるかといったら、ロボットだったり車だったりであれば、動力になるものがわかってるので、燃料を入れれば他動的に動かせるんです。だけど生き物は、なんだかわからないもの出発で大きくなって、死んでいってるっていう運動があるので、この出発点を言っておかないと、その後がぜんぶ説明できなくなっちゃう。だから、気の働きに体がついていってるというものの見方を、まずは理解してもらうことになります。

生きもの全体は支持する

川崎　その上で、人間のこどもの場合は未熟で生まれるわけです。つまり、自分でどうにもならないっていうのは、本当にもうあの、誰かに世話をしてもらおうっていう、めちゃめちゃ甘えた感じで生まれてくること自体が、生き物はお互いに支えようという働きが自然に働くからだよ、って野口先生は言ってますね。ほっといたら死んでしまうひとを助けるっていうことを、生きもの全体は支持するということです。賛成！ってことね。目の前で死にかけてるひとがいたら助けちゃうのが生き物だ、これが自然。それが働かなくなったら不自然ってことですね。だから赤ちゃんが泣いたら抱っこして、なんとかしようと思うのが生き物の働きとしては自然なんです。その背景に気の働きがある。つまり誰かに親切にすることは、地球が自転してるのとおんなじぐらい自然なことなんですよ。

野上　気の働きとして？

川崎　うん。だからそうすると、赤ちゃんが機嫌がいいのはどうしてかってことがわかってくるんですね。生理的欲求がぜんぶ充足すると笑いますから。前にもお話ししましたけど、不足不満は不自然を促すわけです。だけど、満足を促すっていうのは、自然が促されるということですね。

これは、あの、気っていうものが常に充足していれば、いろんなことが次の変化を促してるとも言えます。例えば雲ができて、そこから雨が降って、川になって海まで流れていって、また雲ができますね。これは地球の自転の運動から出てくる運動ですけど、誰かが動かしてますか？

野上　動かしてません。

川崎　（笑）だけど、地球が動いて自転していて、いろんなエネルギーが作用した結果、川が流れる運動がずっと起きてますね。止めることはできませんよね。この中にも同じ作用があるな、と、ひとは感じたんですね。これも気なんですよ。

野上　ふーん

川﨑　だから、動きがあるものすべての中に気というものがあって、人間が動いているあいだは気が動かしてると。体が動かしてないんですね。そして、生き物は気が動いてるものを助けてる運動だということになります。そこの中のバロメーターとして、機嫌がいい。もっと言うと、川が機嫌いい。台風があったあとの川はどんな感じですか？

野上　ごうごう荒々しくて、怒ってる感じ。

川﨑　そうですね。そうかと思うと、なめらかに流れてて透明で美しい状態もありますね。それは、川が流れてるからなんですよ。流れてるあいだは気の運動が起きてますから、どんなに汚いものが流れても、ずっと汚れてるっていうことはないんです。

こどもはちいさな小川

川﨑　動きがあれば、気は澄んでます。そしてこどもの場合は、この速度が速いんです。つまり成長速度が速い、イコール気の速度が速い。

野上　ふーん

川﨑　気の変化が速い。それから、気の質がとても柔らかい。つまり、こどもが柔らかいから柔軟なんですけど、こどもの気は柔軟で速度が速くて変化も速い。まあ、ちいさな小川だと思ってもらうといいですね。こどもの体の説明をするときには、だいたいはちいさい小川で表したり、ちいさい水たまりって言ったりします。それぐらいに変化がわかりやすい。わかりやすいんだから、対処もしやすいと言えますね。

そのときに大事な点は、やはり呼吸なんです。気は呼吸によって変わるから。呼吸してるものの中に入れ替えがあって、この空気の入れ替えさえも、気の運動なんです。吸ったり吐いたりするときに体が変わってってる。もっと言うと、吸いの中に、からだ全体の力を集めるっていうことが起きます。で、吐いてしまうと、今度は体が止まる運動が起きてくる。

野上　ふーん、止まるんですか。

川崎　そう。そして、吸ったり吐いたりするあいだのことを、「呼吸の間隙《かんげき》」って言います。あいだと隙っていうこと。この吸ったり吐いたりの中に、こども自身の本当に柔らかい澄んだ気があるんですね。大人になると完成しちゃいますから、息の交換の中にそういう働きはなかなか見つけづらいんですが、こどもはまだ未完成の状態なので、常に澄んだ状態。だからこどもの時代は、湧き水みたいな感じだと思ってもらうといいですかね。

野上　湧き水かぁ……

川崎　湧き水は汚れる暇がないぐらいあふれてるので、見てるだけでも気持ちいいですね。やっぱりこういうふうに、ずっと動いていること自体が体を整えていることになりますから、こどもはそれだけでじゅうぶん気が通った状態なんです。

大人になってしまうと気は停滞してしまいます。完成して、今度はからだ自体がどんどん老化していくんですけど、こういうときにもやっぱり気の働きがあります。停滞したところはどんどん気をちいさくしていって、必要なところに気を集めるようになる。それで体のバランスをとっている。だけど、こどもの場合は体をぜーんぶ使い切るように気が働きます。なぜなら次々つくられる促しが必要だから。

最初ちいさい細胞だったところからどんどん分裂させるエネルギーが必要だから、気は常に新しい。なので、じっとしてないことが自然ですね。じっとしてないでケタケタ笑ってたら気が通ってる。ニコニコしてたらそれだけでいい。ほんとにシンプルにわかりやすい。

この機嫌のいい状態が、愉気と関係があります。その子によって愉気の通り方が違うので、はしゃぐ子もいれば、じっとしてる子もいるでしょ。赤ちゃんでもずっと寝てる子もいれば、ぜんぜん寝ない子もいる、それが気の質です。呼吸によって愉気は変わっていきますから、だいたい寝ちゃう子の場合は呼吸がゆっくりだったり、あとは、呼吸の間がとっても深かったりします。よく動く子は呼吸が速いんですね。もうひとつ言うと、よく動く子は吸う力が強い。長く寝てる子は、吐く力が強い。これは骨盤の開閉と関係があります。そして、骨盤の開閉の中心になるのが気の丹田て言われるところ。ところが丹田は、赤ちゃんのときにはないんです。

野上 あぁーないんだぁー

川崎 発育段階で丹田はないんです。つまり気にも発育があるということです。

野上 気が発育してくると、丹田が生まれるっていうことですか?

川崎 そうです。だから気っていうもの自体は、成長する過程で器官といっしょにできていくと。丹田ができあがるのは、だいたい生殖器の発育と重なります。つまり丹田は生殖器の位置にあるから、生殖器がじゅうぶん発育してくると丹田も発育してくる。愉気は、この丹田と関係があります。

赤ちゃんも愉気する

川﨑　じゃあ愉気をおこなうことで言うと、まずは感じられてるかどうかなんですね。意図的に丹田で愉気をおこなうのは大人の方法なんだけれども、赤ちゃんも愉気をしています。まあ、赤ちゃんは自分の力を使わずに簡単に愉気がおこなえるんですけど、どういうふうにやってると思いますか？

野上　呼吸とか、泣いたりとか笑ったりってことかなあ。

川﨑　そうですね。泣いたり笑ったりすることでひとを惹きつける力があると思うんだけれども、もうすこしわかりやすいものだと、目ですね。目で愉気をしてます。

野上　目……

川﨑　そう。目が見えるようになったら、とにかくなんでもじっと見る。見られるほうが恥ずかしくなるくらい見る。これは目を通して相手を観察してるんですね。

だいたいお母さんのおっぱいを吸って首がすわる三ヵ月ぐらいになると、しっかり見られるようになってきます。穴があくまで見ますね。これによって相手から気をもらってる状態が起きるんです。なのでよかったら、じっと見る子がいたら、じっと見てあげてください。大人が耐えられるかどうかです(笑)みんな恥ずかしくて逃げるんです。なぜ赤ちゃんに見られると恥ずかしくなるんでしょうか。

野上　なんか鏡みたいな感じがします。自分が映ってるような感じ。あと、自分はなんかあまり澄んでないというか……(笑)

川﨑　濁ってるみたいな(笑)　その通りです。こどもはほんとにそのまま、鏡のように映してくれる。すごいのは、いきなり三歳ぐらいの子が「おばちゃん悲しいの？」とか言うでしょ。

野上　びっくりするようなことを言われる。

川﨑　それはもう、鏡だからです。映ってるわけです、自分が。そして、それによって気が澄んでないことに気がつくっていうことですから、赤ちゃんに見られたら、おんなじようにじっと見てあげることで、赤ちゃんと同じような体になると思って見つめてあげてみてください。勇気をふりしぼってやってみましょう。そうしていくと、赤ちゃんのほうからまっすぐ気が通ってきます。これがわかるようになると、本当に大人の動きが変わってくるんですね。

目の発育がちょっとゆっくりの子もいますし、見えない子もいます。そういう子の場合は耳ですね。耳の発育で気が通ってきますから、話しかけてあげる。あとはリズムで会話をする。まあ体をトントン触ってあげたり、その反応で手足をバタバタするかどうか。それでコミュニケーションをとる。

野上　ふーん

川﨑　そういう意味では、目に次いで大事な気の感覚器官として触覚があります。触れることが本当に成長を促します。人間のこどもの場合は触れるとものすごく喜ぶようにできてますので。他の動物もみんなそうだと思うんだけどね。こないだもなにかで動画を見たんですけど、お姉さんがバッファローの首を触ったらバターンて倒れてて、気持ちいいからね。だから触れることで生きもの同士、意思疎通してるんです。呼吸が緩むスイッチが入るんですね。

野上　へぇ～

川﨑　どんな生き物にも気が出入りしている部分があるんですね。カマキリは、鎌の付け根から背中にかけて空洞になってるところをちょっと触ってあげるといやーんってなります(笑)植物の場合は、根が生えてるところからずっと上に手を当てていくと、気が変わる場所が必ずあるんですよね。だから、生きてるものにはぜーんぶ気の働きの運動がちゃんと起こってます。

人間のこどもはコミュニケーションしようっていうのがものすごく強い。そうしないと死んじゃうので、目から愉気をおこなっている。そしてこちら側は愉気に従っていればいい。お母さんにね、自分から気を通してあげましょうって、そんな話をするときもありますが、やってあげたくなる子がいるんです。つまり、触りたくなっちゃう子がいる。これがもう、その子の気の質なんですね。あの、触りたくない子はいないと言いたいところなんだけれども、体が弱かったり、病気をしていたりすると、気が出てきません。そういう場合は、たくさんのひとの気を集めていく。つまりお医者さんとか看護師さんとか、何十人ものひとの気を集めるわけです。それで大きくなるんですね。

野上　へぇ〜

川﨑　まあそんな言い方をすると非科学的ですけれども、でも、お父さんお母さん以外のひとにもたくさん助けてもらったこどもっていうのは、ものすごく丈夫で、やっぱりいろんな命を助けようっていう働きが強いので、だから病人だったこどもがお医者さんになるっていうのは多いですよね。そんな仕組みがあるんですよ。自分が助けてもらったことを体はよく知ってるから、今度は自分もそういうひとになりたいって素直に思う子になる。とってもやさしい子になります。

じゃあ自分はどういう赤ちゃんに興味があるかが

大事だよね(笑)もうここで、気の合う赤ちゃん、気の合うこどもができあがってるんですから。もっと言うと、こどももみんなに愉気をしてあげなくてはいけないわけではないっていうことです。

愉気に平等がない

野上　そっか……。その、以前、川﨑さんの愉気の講座に出たときに、一生懸命愉気してて手が離せなくなってしまったことがあって、そしたら「嫌だったら離せばいいだけですよ」って川﨑さんに言われて。今の話にも通じるんですけど、そのときまで、ちょっと苦手だなって思うひとにも無理に愉気しようとしてたんだな、どのひとにもどの子にも平等に接しなくちゃっていうのが強くあったんだな、とわかって、ほっとしたのを覚えてます。

川﨑　あの、いま平等っていう言葉が出てきたので、そこを足がかりに愉気との関係を言いますけれども、愉気に平等がないんですよ。生まれる環境はみんな違いますから、やはり一身に気を集めなきゃならない環境で生まれるこどももいれば、兄弟がたくさんいる場合は、どうにも間に合わない場合があるでしょ。もうそこからして「平等に」っていう考えは成り立たなくて、それがそのひとの気を追いかける力の強さと関係してきます。

つまり整体からみるこどもっていうのは、お母さんのお腹の中にいるときから運動として成立しちゃってるんですね。だから、お腹の中にいたときから気を通したこどもと、生まれてから気を通したこどもだとぜんぜん違うんですね。いちばん違いがあるのは、こちらが感じてることをサーっと感じる能力が速い。

野上　ふーん

川﨑　あと、要求に素直なんですね。あまり泣かないっていう特徴もあります。これは面白いなあと思いますけど。お腹にいるときから手を当てて気を通してるお子さんは、生まれてから結構、表情もあったり、ちょっと人間的な顔をしていて、あんまりお猿さんぽくなくてね。

野上　へぇ〜

川﨑　あとは、「べっ」とか、「にゃっ」とか、すぐ言葉っぽい感じで会話ができる。それと同時に、要求が済めばさっさと寝てしまう。体の意識が集中しやすいこどもが多いので。

野上　泣く必要がないってことですか。

川﨑　そうですね。泣かなくてもお母さんに伝わりやすいし、お母さんもこどもの変化に気づきやすいんですね。まあ、今までずっと何分ごとに見てあげましょうとか、そんな話をしてきましたけど、整体だとこどもが教えてくれるし早くに気がつくから、不自由することが少なくなると言われてます。そうは言っても、これは目に見えない触れ合いだから感じにくいことです。だからまずやれることは、こどもからじっと見られたら、愉気を受けてるんだな、気を通してもらってるんだなって、そんなふうに見てもらうといいかなあ。ぼんやりふんわりじんわり、お互いになんとな〜く伝わってる感じで、実感してもらうのがいいんじゃないかなと思います。

いちばんはかなくて弱いもの

川﨑　あの、こういう言い方したらあれなんですけど、日本人はやっぱりこどもを動物として扱う歴史が長い。人間としてみてないんですね。こどもって弱いし、すぐ死んじゃうし手間がかかるから、大人にとってはあんまりいい印象がない。自分たちもいい印象で育てられてないことが多いです。

だけれども気のほうから話をすると、気の思想っていうのがあります。老子と荘子の思想がもとになってますけれども、「いちばんはかなくて弱いものが最高である」という、ものすごく発想的にねじくれたものが老荘思想にはあります。柔らかくてはかなくて、すぐなくなってしまうけれど、永久に変わらず、どんなものにも対応できるもの。例えば水であったり、雲であったり、赤ん坊であったりっていうことです。これ老子がそう言ってるんですね。つまり、赤ちゃんの中に、みんながそうありたいなあって思わせるなにかがあるんです。これは大人が問われてる、こどもへの向き合い方だと思うんですね。向き合い方だけ持っていれば、はじめてこどもと接しても、そんな対応ができると思うんです。

野上　うん

川崎　もっと言うと、そうやって向き合ってもらえたこどもはそういうことを気で覚えてるので、やっぱりわかるんですね。そんな疎通ができるんです。つまりこれが、さっきあなたが言った「手を置いても離れない」っていうことだと思うんです。お互いに本能的に支え合うから手を置いておきたいなと思うわけで。そのときは、手をじゅうぶん置いておくことです。置かれてる側も、このほうが心地いいなと思えばじいっとしてるものだし、嫌だったらモゾモゾ動くはずです。

電車に乗ってても常日頃感じますよね。ドスッと隣に座るひとなのか、スッと座るひとなのか、詰めてくれるひとなのか。そんな動きでひとはお互いにわかってます。ああ、このひととといると息が緩むな。このひとといると息が緊張するな。これが気だから。触れなくても触れ合う前に感じる、こういう感覚。これがもう、こどものときから養われてるので。

赤ちゃんであっても大人であっても、手を出したくなるのか、話しかけたくなるのかは、そのときにやってしまったことのほうが大きいかなあと思います。おもわず抱っこしちゃったひとは、赤ちゃんに抱っこさせられちゃってるわけだから。「あなた気が通るひとですね」って言われたようなものだと思って。逆に赤ちゃん見ても逃げたくなる、それは逃げればいいんです。「うわ、こうされたくないな」、これも離れればいい。そこに素直になっていただければ、不安で誰かに手を置くっていうこともがんばっちゃってる証拠だから、やらなくていいことですね。

野上　そうですね……

川﨑　そこの中にさっき言った、平等が関係あります。平等はただの考え方です。平等なんてないですから。考えた上でそれをおこなおうとすると、いろいろと問題が起きるのが気の問題です。よくあるのは、「誰かの役に立ちたいので愉気を学びたいです」っていう方がいらっしゃるんですけど、それはブーです。愉気はやってしまうもの、おこなってしまうもの、そういう体の向きがある、それだけのことなんだから、それ以外の目的にはまったくあの、通用しませんので。

野上　うん……

川﨑　ですので赤ちゃんを産んで、かわいいなぁって感じるのはお母さんの体調によるんだけれども、そう思えないときもあります。それも素直に、ああ自分はそういう状態なんだなと思って、赤ちゃんとちょっと距離をとる。なぜなら赤ちゃんのほうが元気だから、いっしょにいるのも辛いんですね。そして気っていうものがわかると、元気か元気でないかもわかる。元気っていうのは、そのひとの気ということです。もともと持ってる気が、元気です。

野上　あ、「もと」ってことかぁ。

川﨑　そう、生まれながらのものなんですよ。これはもう一生続くもので、変えられないんです。この元気っていうものがどこにあるかといったら、腎臓にあります。丹田にはないです。お母さんが産むときに与えられたもので、それはもう、なくなるとなくなっちゃう気なんです。だから「お元気ですか?」って言ったときは、「あなたそのままでやってけてますか?」っていうことなんです。もともとの気が減ってたら元気じゃないわけだから、お休みしないといけないですね。自分の体力ではどうにもならないのが、この元気っていうものです。

大人の責任

川﨑　あと、こどもがかわいくないなって思うのはどういうときかなんですよ。大人はそう思わないようにしようと思っちゃうんですけど、思っていいですから。本当にかわいくない。それはやっぱり、こどもは鏡だからなんですよ。映っているのはその子の環境なんです。だからそういうふうにみてあげれば、こどもがかわいくないってどういうことだろう、もっと違う目でこどもをみてあげないとならないんだな、ってなりますよね。

そういうところも、すべてお子さんから教わるわけです。そのまま受け取って、どうしたらいいのかとか、どう接してあげればいいのかと、そんなふうに悩んでいただきたい。解決しようとしないことです。わたしがいけないんだ、じゃなくて、こどもといることはものすごくいろんなことを考えさせられるっていうことなんだな、とまず認めてもらって、それに付き合えるかどうかだと思います。

野上　うーん

川崎　いろんなこどもさんをみていて、わたしも未だずっと悩んでいます。いろんな環境のこどもがいるからです。それはこどものせいではなくて、大人の責任ですから。こどもの気の澄んだ目で映してる世界がそうなわけでしょ。だから、こどもにどうしてあげようか、よりは、そういう環境を考えて、自分でいろいろ悩んでもらう。そしてその悩みを、他のひとにも聞いてもらう。相手の方が、「わたしもそれは悩んでます」と言ってくれたら話ができる方です。逆に、「こういうことするといいよ」って解決策を言うひとの話は聞かなくていいです。こどもには関心がない。それよりも、こどもに関心がある自分に関心があります。この差は大きいですね。

自分はこどもが好きに違いないと思って働いてるひともいます。だけどわたしがみた範囲では、こどもが好きなひとっていうのは、こどもみたいなひとだから(笑)そういうひとはどういうひとかというと、やはり気の質がこどもなんですね。だから本人に自覚がないことが多くて、悩んでるひとが多いんですよね。そんなひとほど、こどものことをいちばんに考えられる体を持ってるひとだったりします。やっぱりそれは、こどもが選んでるひとなんじゃないかな。それを認めましょう。

野上　はい。

川崎　だからもう、「いっしょに悩みましょう」しかないですね。そうやってこどもを見る目がたくさん増えれば増えるほど、こどもは怪我をしなくなるんです。見る目が増えるほど注意が行き届きますから、不注意が起きづらくて、関心を持ってほしい運動も出てこなくなるから、やっぱりそんなふうに過ごしてもらう、そういう場所が大事になるよね。

野上　うん

環境をつくる

川﨑　だから愉気の次の段階としては、環境をつくってあげる。注意が行き届いた状態でこどもが遊べたり、満足できるような空間や環境を整えてあげて、その子らしく発散できる場所をみんなで維持していくっていうことですね。それがあの、結果的には大人にもいい環境をつくってると思います。環境づくりに関しては、大人がやれることなんじゃないかなあと思います。

野上　うんうん

川﨑　気っていうのは位置が大事なんです。自分がどこにいるのかわかって動作してるひとと、どこにいるのかわからずに動作してるひとでは、気の流れが違うんですね。で、こどもの場合、気は澄んでいるけれども、自分がどこにいるかわからない、そういう危険性があります。そんなときに、大人とこどもがいっしょにいると、自分の中の規律性とか規則性に気がつきやすい。

お母さんたちよくやってますよね、「ハンカチ持った？」とか、「お弁当もって」とか。つまり、こどものおかげでお母さんたちは体の規則性をつくらせてもらってるし、引っ張ることで、こどもも整ってるっていうことですね。自分がわかるようになることが大人になる。自分で自分がわかる。自分がどこに立ってるかがわかる。どこに立ってるかわかるような大人になったら、どこに行ってもそこの中で立ってなきゃいけない場所がわかるはずです。

野上　うん

川﨑　まあ、愉気っていう言葉を調べていただければいくらでも出てきますけど、だいたいはそれは、大人におこなう方法が多いと思います。でも、「こどもと愉気」で話す場合は、話しかけてあげることも愉気、抱っこしてあげることも愉気、とにかく反応して、応えてあげること全部が愉気です。おこなえばおこなうほど、満足感が上がって気が充実してくれば、そんなに必要なくなるものだと思います。

例えばこどもが幼稚園に入ると、「お母さん、見てて〜」って言いますね。逆上がりするから見てて。これは逆上がりが目的じゃなくて、ただ関心を持ってほしい。気にしといてくださいね、最近わたしから気がそれてますよって、まあそういうことを言ってるんですね。やっぱりそういうときは、待ってもらったぶんお礼を言って抱っこしてあげたりとか、うしろに回って肩にちょっと触れてあげたり、これだけで意外と「見てて」がなくなるときがあります。

野上　その、やっぱり仕事でも、お母さんがお仕事してたり、下の子がいて忙しくて、それこそ「見てて〜」って言うお子さんのことをいま思い出してました。そんな子を預かったときは、「ああなんだね」「こうなんだね」って、たっぷり話を聞いて、たくさん遊んで、とにかく満足して帰ってもらってたんですね。そういう場合もやっぱり、たくさんのひとの気を集めるっていうのといっしょで、いろーんな大人の目があれば、それがお母さんじゃなくても、こどもは満足できるっていうことですよね？

川﨑　そうなんです。そこはもうはっきり、人間は育てるのが母親じゃなきゃいけないっていうことはないと言い切っていいと思います。ほんとにできあがらないで生まれてきてるっていうのが、そういうことなんだよね。例えば馬とかだったら生まれてすぐに走れるわけで、お母さんが育てる期間が短いわけね。だけど人間のこどもは寝たきりでフニャフニャで生まれてること自体が、親だけじゃなくて、群れで育てる前提で生まれてるわけです。だから誰が育ててもいいわけ。

ちょっと他との比較をすると、例えばチンパンジーのお母さんだと、チンパンジーのこどもに六年ぐらいおっぱいあげてるそうです。つまり完全にメス負担なわけで、オスとメスが違う行動をしてるんですね。メスはメスの群れで移動していて、オスはオスの群れでいて、発情の時期だけ交流があるけれども、メスが一回に産むこどもは一頭が多いから、メスはこどもを連れてごはん食べながら移動する。だから結構その、大変なわけです。まあそういうドキュメンタリーを見たんだけど、そこの中で、高齢のチンパンジーにこどもができちゃった。もう群れについていけなくなるわけ。

野上　あぁ。

川崎　お母さんがこどもを連れて座りこんじゃって、こどもはもう三歳ぐらいになってるわけ。他の兄弟がそのこどもを連れていこうとするんだけど、その子は頑としてお母さんから離れないわけですよ。それでどうなったかというと、お母さんが死んじゃった。だけど、こどもは死んだこともわからない。最後どうなるかといったら、チンパンジーのこどもも死んじゃったわけ。それぐらいメスがこどもを育てるっていうのは命懸けなんです。

だけど人間はそれを選ばなかったんですね。フニャフニャで産んで、あとはなんとかしてって(笑)そしたらこんな増えちゃったわけ。とんでもないですよ、人間の繁殖力は。みんなほんとに性欲にね、感謝しないと。なんか嫌だわ、とか言うけれども、それによってものすごい勢いで人間は増えて、新しいものを生み出してます。だからチンパンジーは少ないけど、人間がこんなに多いのはみんなで育てた結果なんです。そこを認めた上で、わたしたちもそうやって育てられたんだから、できるだけ家畜とかペットみたいにこどもを扱わないで、あとは暴力的にこどもをしつけないで、人間という生き物として、同じ仲間の、幼いひとなんだなと思って接することが大事でしょ。
そして、産んだひとだけの責任だ、みたいにならないようにする。こどもが生まれてくることは、そんなことじゃないってことです。どんな環境で生まれても、新しいひとたちなんです。同じように環境を整えてあげましょうっていうのが、人間がやれることなので。だってあなたも、気がついたら目の前で泣かれて抱っこしなきゃならないときがくるかもしれないでしょ。「えー、ここで！」って。

野上　うん（笑）

川﨑　ありえるわけです。誰でも親になるようにできてるわけだから。そしたらそこからはじめる。人間は社会性のある生き物だから、人間のこどもっていうのはどんなひとにも世話をしてもらえるように適応が進んでる生き物だ、そんなふうに思ってもらうといいですね。

環境によってこどもは違うとか、もしくはお母さんに育てられてないとか、いろいろあるかもしれませんけど、そういうことさえも全部、こどもにとっては可能性だと思ってください。生まれてきたらそういうふうにみてあげないといけないなあと思います。そして大事な点は、とにかく生理機能はちゃんと素直に出るようにしてあげることと、お食事と寝床と、あったかい環境を用意してあげること。それさえ整ってれば、機嫌よくニコニコしてくれるのが赤ちゃんなので。これはみんなでキープ（笑）何人いてもキープ。できなかったらみんなで考えよう。困ったら他のひとにも声をかける。産んだお母さんが大変だったら、お母さんを助ける。育てるお金が大変だったら、お金も助けようっていうのが国ですね。これは、そんなふうになっていくはずです。それを目指さないといけないよね。

※愉気……気を集注し、通すこと。これによって気の感応がおこる。
※野口整体……野口晴哉により提唱された整体法。活元運動、愉気法、体癖論から構成される。

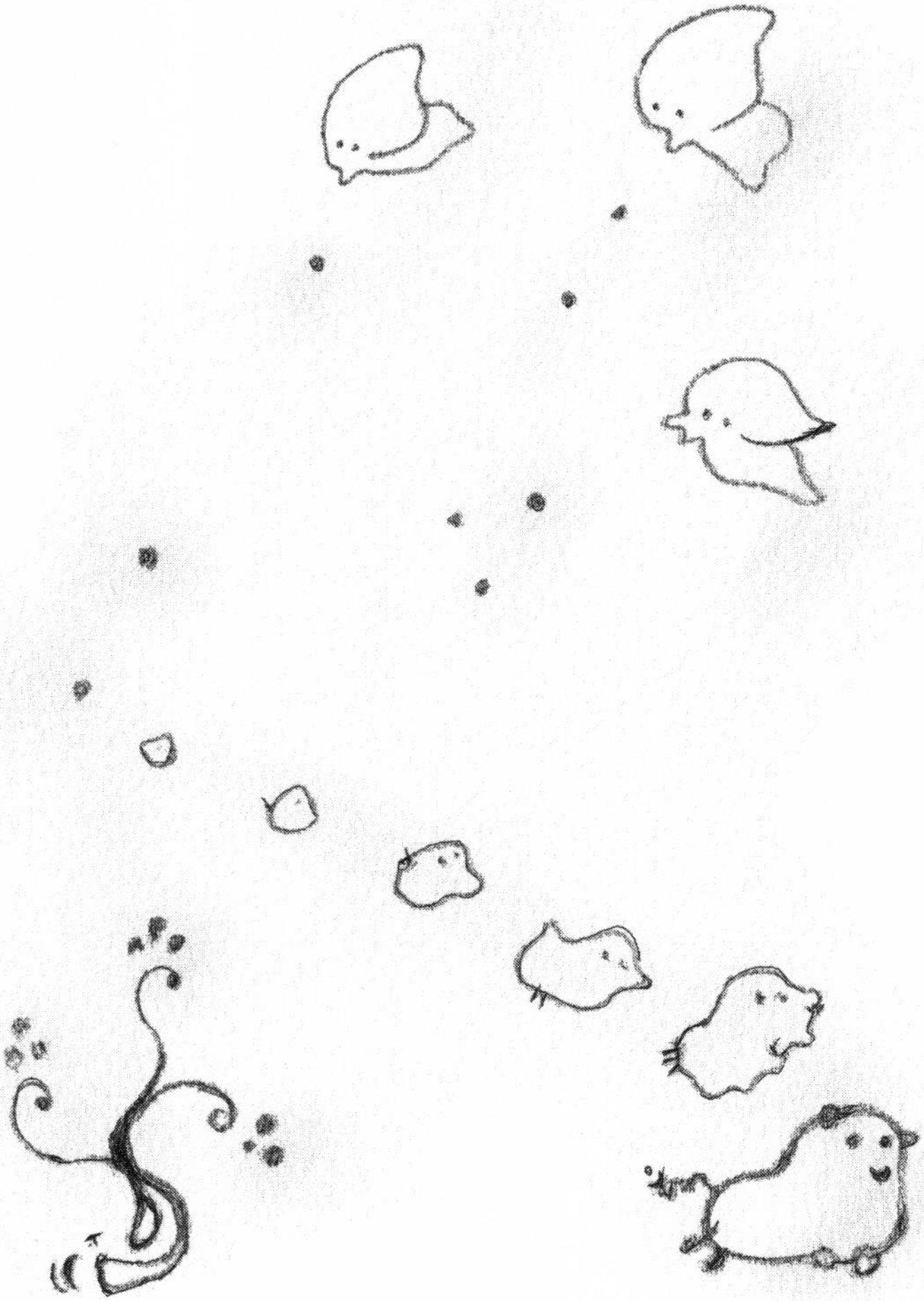

〈追記〉保育者という職業

対話者

川﨑智子（整体指導者）
野上麻衣（造形教室講師）
Y（産業カウンセラー）
A（保育士・幼稚園勤務）

●動いてるものを見る技術

川﨑　今まで対話したものを見直していくと、本にするには足りない部分もあるなあ、と。こどもというテーマはたいへん幅が広いものですから。教育関連からこどもを見ているひとがいたり、お母さんとこどもの関係で見ているひともいれば、お医者さんの目で見てたりとか、いろんな方面から関わってるひとがとても多いので。

そこで整体の話をしても、たぶん、「治療的なものだったりするんじゃないですか」と、やっぱり捉えられてしまいますけれど、整体をはじめられた野口晴哉さんは、人間の「生きたいんだ」っていう自発性をみますから。「生きたいんだ」っていうのは、オギャーッと生まれた力からグーンと発育して、あとはその惰性で生き延びてるんだよっていうようなものの見方ですね。そうすると、すごいスピードで動いているこどもたちの運動観察についていくっていうことも大人では遅いので、観察していると、逆にさかのぼっていってしまう……野口さんは追求型のひとですから、そうすると、赤ちゃんに行きつき、赤ちゃんをみようと思ったら母体に行きつき、母体をみようと思ったら、今度は女性が選ぶ男性にまで行きつき、家族に行きつき、そうすると、世代にまで行きついてしまったんですね。そこからみないと、人間っていうものの働きはわからないと。

なので、子育てをどんなふうにみるかというと、教育とも捉えてないし、医療的にも捉えてない。ただ、命の働きはなんだろう、これだけです。だからいちばん近いのは、生物学的な見方ですね。そうしたらやはりいちばん大事なのは、観察することになります。

整体はまず、観察をして特徴をつかむということからはじめます。観察にもいろいろありますよね。観察学というものがあったり、あとはみんなで観察する、看護とか、心理学。運動動作を言語に置き換えることは医学系のひとたち、リハビリ系のひとたちが進めてます。ただ、そちら系の方々は身体能力からそういう分野に入ってる方も多いですから、「壊れたらどうなるだろう」っていう見方からひとの動きを見てるんですね。やっぱりここも整体と違いがあります。

そこの中でも整体は、美学的、調和的、視覚芸術のひとたちの観察の目と近くてですね、物事を正確にみるっていう訓練を、ちいさいときからおこなっているひとたちですね。ただ違いがあるのは、整体ではやはり「運動を観察せよ」ということになるので、止まったものを見ない。動いてるものを見る目を養いましょうっていうことになりますね。これが大きな特徴です。観察者にそういう特性があるということになってきます。

ですから、やっぱり保育に関わる方の特徴というものがあって、保育士さんっていう職業はもう百年ぐらい前からありますよね。昔からどの国でも、こどもを乳母が育てるっていう文化がありますから。だからといって乳母がなにか本を残してるかといったら、そういうわけではないのでね。だけれども、保育に関わる方は、たぶん今からも専門職として求められることが増えてくると思いますので、動いてるものを見る、そういうものに実は技術がありますよっていうことをね、やはり意識してほしいんですね。

今、わたしが保育士さんたちのお話を聞く中でわかってることとしては、その観察能力はやはり実地の経験じゃないと養えないということです。とにかくたくさん見る、たくさん観察を重ねる。それによって観察能力が向上するので。そこの中にもこどもの観察の仕方が多々あるわけで。これをやっぱり面白いと思えるかどうかが子育ての種になってるということですね。

お父さんお母さんたちの希望を聞くと、情報をほしがってる方が多いんです。保育側のひととか先生たちは「知識でものをみて」っていうような言い方でそれをスパッと切ってしまいますけれど、そうではないんですね。逆の立場からすると、情報だけでいいから、あとは実地で自分たちで考えたいわけです。この専門職でそれぞれ学んできたひとたちの考え方と、実際に毎日、危ない怖い思いをしながら育ててるひとのあいだというものが、すごく大きくあります。

なので、とにかくこどもを観察しましょう。こどもの動きを見ましょう。わからなかったら聞きましょう。日々、それをやりましょう。保育士さんとのやりとりで、お母さんお父さんたちも助かる部分があるわけです。母親、父親からはみえない部分を、ほぼ同じように保育士さんに育ててもらってますから。いっしょに観察の目を重ねていきましょう。あとはお医者さんの観察も入れる。ちょっと年齢が上がってきたら、小学校の先生の観察が入る。

●整体の観察の仕方

川﨑　じゃあ、わたしは全然そんな公共的なひとじゃないのに、なぜそういうことをしてるかといったら、整体からの観察眼を持ってるということですね。整体の観察の仕方は、ひとつの動作がどう成り立っているかという観察です。そのひとがこう、ものを置いた、そのひとつの動作をきっちり観察して、それはどうしてそう置いたのかっていうことをそこから観察していく、さかのぼっていく観察ですね。なので、かかる時間がとても長い。近いのだと、警察官とか鑑識とか（笑）そういうことですね。こんな異常にめんどくさいことを面白いと思えるかどうか。

もっと言うと、いま運動観察してる自分の体調が健康かどうか、これに対しても興味があるひとでないとならない。例えば自分がお腹が痛いと、みんなお腹いたそうに見えますね。そういうときに、あの子がお腹いたそうでしたって日誌に書いちゃう。そういう間違いが多々あるんですね。

なので、常に健康な状態でいるっていうことが、整体の観察の視点の中にはあると。じゃあ、すごく膨大な量の経験値がいるんじゃないかと思われるかもしれませんが、ここで大事な点は、一個の動作がわかったら、その成り立ちを理解する体感のフィードバックを常日頃おこないますので、たくさんの事例を一度に理解できる能力もまた身につくんですね。そのあたりは生物学といっしょだと思います。

こんなふうに常日頃、観察の目を持ち続けるだけで、なにか聞かれたときでも、そういうものがヒュンとすぐに出せるような体になってきます。なので観察眼を磨いてください。大変そうだわ、と思うかもしれませんが、実はみなさん毎日それを無意識にやっています。

例えばみなさん、今までにお茶を何回ぐらい淹れたかわかりませんが、お茶を淹れはじめてから何十年か経ってると思いますから、体がもう、お茶を淹れる動作をスムーズにおこなえるぐらいに熟達してますね。その結果、今日はこのマグカップで飲もうとか、今日はグラスで飲もうっていう選択もできちゃうわけで、やりたいようにできるっていうことがすでに上達してることです。観察もそれと同じで、わたしは観察してるひとだっていう認識さえあれば、どんどん進んでいきます。そして、そういうひとりひとりの観察眼が、実際いろんなことに役立つわけで、その多様な観察が子育てを楽にしてるんですね。いちばん大きいのは、ひとの話が聞けるようになります。

自分はこどもがおりませんので、ただ、動物を育てた経験は多々あります。そうするとわかってくることは、当事者になると相手のことがまったくみえなくなるということです。あまりに距離が近いと、そういうことが起きてきます。それが人間という生き物の仕組みですね。だからやっぱり、ひとの話が聞けなくなるんです。ふたり以上の人間関係にはそういう働きがある。つまり、聞かないことによって自分を守るということも同時に起きてきますから、子育てしてると夢中になるっていうのが、そういうことですね。

いろんな環境下でいろんなことが起きてきます。環境として、子育て環境、社会環境をみる。育ちつつあるひとにとって、阻害がないかどうかっていう見方をしています。つまり阻害がなければ、あとは全然なにも構わないわけですね。三歳の段階で、かなり阻害を受けているこどももいます。三歳で阻害を受けてるこどももと、いろんな観察者の目で育ったこどもでは大いに違うということになります。そういう要素を、こどもの観察から理解しなくちゃいけないことになりますね。だから、生きている進行形のものをみましょうよ。そこでやっぱり、なんか違うなあっていう感覚がとても大事で、そのものの見方が大人の仕事ですね。こどもは考える必要がないことです。すでにこどもを終えたひとたちがおこなう仕事っていうことになりますね。

ここまで観察についての話をしましたので、よかったらご質問いただけるとありがたいです。

●観察眼を養う

Y　えっと、大人になってからこどもを見る目を養うためには、すごい数をこなさないとわからないような感じがするんですけど、観察をはじめるには、なにからはじめたらよいですか？

川﨑　そうですね。まず、自分を観察することですね。どうしてかといったら、自分がどういう人間かなんて、誰ひとりわかってないと思います。どんな学者さんでも、どうして生きているのかっていう疑問に答えたひとは未だいないということですから、わからないというのが生物の領域です。わからないゆえに、いろんな学問があるわけです。だから大事な点は、やっぱりまず、わからないんだ、と思って観察することです。自分はわからない。こどものこともまったくわからない。

この、わからないと思って学ぼうとすることが、いろんな意識を育てます。つまり今までの考えには頼れないというのが、いま生きてるひとの観察能力を広げることになりますね。そういうことが、時差みたいなものをなくしていくということです。

あとは、諦めないことだけですかね。諦めてそのことを考えないようにしちゃうと、これが恐ろしいんですけれども、諦めた年数だけ下手になっていくのが観察能力ですから、続けることです。でも、みんなすごいじゃん、毎日お茶いれるでしょう。続けてきてるでしょう。できますから。難しくないです。それを難しいと考えるほうを疑わないとね。

先ほどの質問の中には、「それは難しいんじゃないですか？」っていう意味が含まれていますから。わたしがここまで生きてきた中に、そういう分野がないという見方ね。だけれども、完璧はありませんから。生きているもの、ひとを見る場合は、常に自分も生きていて、諦めないということしかないですから。

そうじゃないと話が通じないんです。「こどもがいま三歳なんですけど」ってお母さんが言いますが、三歳でも三歳になりたてか、四歳に近いかで、発育のスピードがぜんぜん違います。「もうすぐ三歳になるんですけど」って聞いて、「自分でなんでも食べようとするんです」って言われたら、これは三歳としては遅いな、ってみたり、逆に「きのう二歳半の子に嘘つかれた」って親が言ったら、これは進みすぎてるぞ、って聞かなきゃならないわけでしょう。だから、やっぱり生きてるひとのことをしっかりと見る、聞くことができるようにしておかないと、わかってこない感覚で。

野口さんが言ってたことですけど、あなたが八百屋であれば、このキャベツが傷んでいるか傷んでないかは、触ればわかるだろう、と。われわれは生きてるひとに触れたときに、このひとはどういうことがあってこうなってるかがわからなくてはいけない仕事ですよ、生きてるひととの仕事では、そういうことが大事ですよ、っていうことです。だから魚屋さんでも、「活きがいいよー!」って渡してくれたときに魚屋さんの目がドヨーンとしてたら、そのお魚、買う気にはなれないでしょう。なんか生きてるね、っていうものがわかるような感覚においては、大事な点かもしれません。保育士さんでも、生きもの全般に関心があるかないかっていうのは大きいかもしれないですね。答えになってますか?

Y　はい、スタートの地点が見えました。

川﨑　そうですね。あとは体力的な問題で言うと、いくつからでもいいということがあります。観察眼を養うっていうのは、ほんと、あの、スポーツ選手みたいにね、筋肉系のお仕事ではなくて、神経を使うような能力なので、いくつからでもある程度はできると思います。視覚的なところ、聴覚的なところ、触覚的なところで学んでいく方法なので、そこからはじめていただいて。あと、自分をさかのぼることができれば、三歳の領域まで何度も行ったり来たりしながら学んでいけますから、できることだと思います。

もうひとつ言うと、整体を学んでる方は女性が多いんですけど、五十、六十からはじめて生業にできたひともいます。なので観察眼に関しては、年齢、性別、関係ないと思います。続けられるかどうかだと思います。そのあたりで質問ありますか?

野上　あの、わたしは今は大きい子を見てるんですけど、ちいさい子を見てるときもそうだし、自分を見ることも含めて、現在進行形のもの、動いてるものを見るときに、やっぱり追いつかない。なので、それを観察するためにその動作が一個おわってから振り返るとか、観察日記みたいなものをつけていた時期があって、そういう観察の仕方でいいんですか？ っていうのと、あともうひとつは、川崎さんのところに行きはじめてから、ちょっとずつそのあいだが短くなってきてるのかなっていう気はしていて、ほんとにパッと見てパッと観察したり、感じ取ったりができるようになるのかな、っていうのを、聞いてみたいです。

川崎　はい。最初の質問のほうはインプット・アウトプットっていう言い方のほうがわかりやすいと思うんですけれど、人間がいろんなことを学習するときに言語で覚えると、言語で入っていくのに時間がかかりますね。例えばなにかのお話を、昔々あるところに……から聞くと、五分間きかなくちゃならないでしょ。聞いたあと、それをまたアウトプットして再生する。つまりいま転んじゃったのを、そのシチュエーションまでを文章で書き起こしてアウトプットしようとすると、その鮮度がどんどん落ちてしまいますね。

発育、成長していくものをみようとするときには、どう動いているのか、どこからその運動がはじまっているのかっていうヒントみたいなものが凝縮されてるんです。例えば、ボールを投げたっていうところの、どこが気になるのかっていう見方。これはやっぱり、動作をどういうふうに追いかけてるのかっていう観察者の運動能力になります。

わたし最近、カエルに餌をやる動画をいっぱい見てるんですけれど、そのひとが撮るカエルはアイドルみたいにめちゃめちゃかわいく映るんですね。カエルはただの置物だ、みたいに思ってるひとが動画を撮ると、置物になるんですよ。だけど、そのひとが撮ったカエルはみんな顔が違うの。そういうひとがカエルに餌をあげる。カエルは動かないとそれが餌であるっていう認知が起きないんですけど、じゃあ、どうやってそのひとがカエルに餌をあげるかといったら、自分でカエルが食べてるのを観察してから、あるカエルはこういうタイミングで食べるっていうのを覚えて、人工餌をカエルのポジショニングに合わせながら、あるタイミングで落とす。そうすると、カエルは餌だと思ってパクッと食べる。これはやっぱりその瞬間、そのひとはカエルなんですよ。カエルとしてカエルと会話をしてるわけ。で、これが育てるときにはとても大事だということですね。

それで、もうひとつの質問のほうですね。そういうふうに真剣にある程度、集中してくる体がありますから、そういうものを環境的につくっていく。そうすると、そこではじめて気がつくわけです。あ、これが大事なことなんだ。つまり、感覚の精度を上げることはできます。もうすこし仕組みの話をすると、自分の体の聴覚とか触覚とか、五感ですね、そういう感覚機能の経験を、どんどん修練できる。さっき言ったような、あいだの時間が短くなるっていうのはそういうことです。ですから、感覚器には必ず上達があると思ってください。

わかりやすい例をあげると、野上さんがギターを弾けるというお話ききましたけど、ギターを習得するには、辛いっていうのを乗り越えないと曲にならないわけですね。でも、それを乗り越えたらたのしみが待っているわけで、それが感覚器の上達のプロセスですね。なんでこんなことやってるの？っていう段階が感覚器の上達の中にはいくつかあって、観察もそういうところがあります。なんでこんなことやってるの？って、毎日毎日思う。でもある日ふとわかるとか、気がつくとか、ある日楽になってるとか、そういうことだと思います。

そして子育てがもう、本当にそうだと思います。みなさんうまくなっているんです。大変なときがあって、もう嫌だって言うんですけど、そこを乗り越えたときに上達してるわけです。こどももそこでグーンと大きくなってたりします。だから、やっぱりこれは、諦めないで真剣に取り組むという運動をやるだけ。それだけが求められるような分野じゃないかしら、きっと。確かに、観察といったら朝顔の観察日記ぐらいしか学校ではやってないので、興味もてないなあと思うと思うんです。だけれども、ギターもそうでしょ。だいたいみんなあるところで挫折するみたいだから。ヤダヤダがいっぱいあります。でも、それが違うっていうことを学ぶには方式を学ばないと、自分の運動動作が向いているかどうかがわからない。どうしても自分の見方でやりたくなっちゃいますから、そこはなんか大変よね（笑）

●健康か、不健康か

野上　あの、パッと思い出したんですけど、前に川﨑さんの会で、Aさんが以前、勤めてた幼稚園のこどもの話をしたときに、そこにベテランの保育士さんがいらっしゃってたんですけど、その方が「いや、それは違うよ！」って、すぐにはっきり言われていて、判断する目がしっかりできてるんだな、すごいなあと思ったことを覚えてます。

A　あの、Yさんにもちょっとだけ説明をすると、わたしが前の幼稚園の勤務に入ったばかりのときに、そこのボスに、「二ヵ月ぐらいこどもに邪険にされることがあるかもしれない」って言われて、入ったら、本当にこどもたちがすごかったんですね。「こっちくんな！」みたいな感じがすごくて。で、そのベテランの保育士さんに、こんなことがあって、あのときどうすればよかったのかなあって今でも思ってるんです、みたいな話をしたら、「そんなこどもの状態がそもそもおかしいよ」って言われて、えー！みたいな。それで、あとから一般的な教育方法の幼児施設以外では、そういうことがしばしば起こってるということがわかって。「仲良くするんだよ」ってちゃんと言わなければ、こどもってそういうことをするのかもなあと思ったりしました。

川﨑　そうですね。あの、そういうときに気をつけないといけないのは、従ってしまうということです。これが問題を複雑にしてしまいますよね。そしたらどうしたらいいかだけど、やっぱり大事な点は、それはこどもにとって健康なことか？　不健康なことか？　っていう判断力ですね。ベテランの保育士さんにそういう部分のブレがないっていうのは、今まで学んで保育士になってから働いた結果、そういう意見になったんだと思うのね。

だからやはり、ひとの話を聞こうよっていうところに戻るんですね。こどもを産んで、それまで育てるっていうことをしたことがなかったり、生き物と接したことがないひとが親になるときに陥りやすいところです。やはり知識でこどもを育てようとか、教育で従わせようとしてしまうと。こどもを育てるときには、それだけではないっていうところをみてもらいたいなあと。一方向のものの見方じゃない見方がたくさんあるんですね。

保育士さんがみてるのは、その子が健康に大きくなってほしいっていう希望ですよね。その子がちゃんとごはんを食べられたり、うんちもちゃんとできたり、機嫌よく日々生活ができてるかどうかっていう目線をずっと持ってるわけで。そんなときに、さっきのお話に出てきた、阻害がある場合ですよね。親が阻害されて育つと、その子にとって阻害があるかどうかを判断できない場合もあるので。やっぱりそういうのを見ると、ちょっとでも自分が疑問に思うことは声に出して言ったほうがいいし、ちょっとそれおかしいんじゃないのって思うのがひとりだけじゃないっていうことがわかったという意味では、そのお話をしてよかったかもしれません。

A　野放しにすることがいいことではないなって、話をしたときに感じて、こどもにぜんぶ任せる、そういうことだけでやってると、また新しい子が入ってきたときにも暴言を吐いたりとか、そういうことを全体として許しちゃう空気みたいなものが育つのかなあとも思って。いま先生がおっしゃったみたいに、それが健康的かどうか、そういう感覚をわたしは忘れていたんですけれど、その場にいるみんなが心地よいかどうかっていうことを考えたら、少なくともわたしは心地よくなかったので。

川崎　そうそう。

A　なんか嫌だった。「嫌です」って早い段階でみんなに言えばよかったんだな、と思ったりもしますね。

川崎　それに、あなたは三歳の子の何倍生きているかを考えてもらうと、経験をたくさん経た上で大人になれてるんだから。でも、そこが抜け落ちてて、それを許すような大人がいるっていうことは、大人たちがこどもに戻りたいだけなんですね。大人になりたくないひとたちが起こす間違いがそこだと思います。

A　そこを乗り越えたら仲良くなるから、みたいに言われたので。そのときはわたしもこどもの集団に入っていく経験が不足していたから、そういうものなんだなと思って、二ヵ月はサンドバッグになるかという気持ちでいたんですけど。やっぱりでも、そのことを受け入れたこと自体がわたし、間違ってたんだなと思って。働く環境として、たいへん嫌なんですけれど、って。うまくやっていけるように考えたいんですけれど。

川崎　あとは、そういう環境が未だにあって、そういう進め方をしているところもたくさんある中で、今、自分がやることはなにかっていう見方が大事でしょ。だから、そこではじめて当事者になったわけで、そこではじめて保育者っていう仕事をどうするかを考えたわけで。誰でも保育者になれますから。つまり、それが保育者っていう職業なんですね。

保育に関しては聞けるのが大事なことなので。特に保育士さんが声を上げる機会というのはなかなかないものですから。それはお医者さんもそうで、患者さんのことを言っちゃいけないというのがまだまだありますので。でも、人間がふたり以上関わることにおいての問題点は、どんどん言わないと変わらないことが多々あります。

これは健康か不健康か、ですね。すべてにおいてそうです。親子でも、その関係は健康か不健康か。少なからずそこに疑問があったら考えなきゃならない事例だなっていうふうにみる。保育の場合は同業のひとにとにかくすぐ相談してください。そちらのほうが大事な経験です。どうですかね？ってまず持ってっちゃう。そうすると、みえてくるものがたくさんあって、たくさん学べます。

●お母さんもこどもだった

野上　えっと、もうひとつ、仕事柄いろんなお母さんと話をしていて気になることがあって。わたしも最近になって、ほんとにひとりひとりこどもの育ちが違うし、その子に合わせてタイミングをみたり、声をかけたりっていうのをやっていくのが当たり前なんだなって、やっとわかった感じがあって。だけど自分が育ってきた時代のことを思い返しても、特に日本では、みんなが当たり前に一律に同じことができて、同じように振る舞うっていうのが、自分にもあったけど、お母さんの中にもあるし、子育てってこういうもの、二歳になったらこれができて、三歳になったらっていうのがあって、ちょっとでもはみ出たり、遅れたり、早すぎたりすると、やっぱり心配になっちゃう。今、こどもの視点に立って話すっていうのが、ほんとにできない社会になってるなあと、すごく感じていて。それがちょっと怖いというか、心配ばかりしてしまうので、それがこどもに影響して、のびのびできなくなったり、ちょっと緊張しちゃったり。こどもの仕事を十年二十年やってきて、ますますそうなってるなあとちょっと思うんですよね。

川崎　これはあの、子育てに関わったり、こどもの福祉に関わってる方の中にある問題だと思うし、子育てをしているお母さんとお子さんをみている立場から、支えていく仕事をしてる方々の中にもあると思うんですね。つまり、心配だとか、不安があるっていうことですね。例えば保育士とか、幼稚園の先生だったり、児童館もそうですけど、あとは虐待からこどもを守るような施設の職員の方、もうちょっと言うと心理士さんとか、小児科のひととか、こどもを健康にどう育てていくかっていう問題に関わってるひとの中にある心配だとか不安だとかだと思うんですけれども、前にもお話しした通り、こどもは社会環境が選べないっていう意味ではみんな平等なんですね。だからここで大事な点は、お母さんの訴えのほうの観察になります。

　こどもの体の状態をみんな言うし、例えば保育士さんは、こどもを見てかわいそうと思うことが多いんですね。毎日こどもを預かってるから、このこどもの環境をなんとかしてあげたいっていうふうに保育の立場からみる、これが専門職です。これは当たり前のことですね。

　ですから専門家が入ってきてしまうと、お母さんはやれてないことになっちゃうわけです。そうじゃないんですね。もし目の前に生きてるものを抱えてどうしようもないひとがやって来たときに、まずどうしてあげたらいいのかっていう問題ですよね。だからここも、そうやって困ったひとがいたときに学ぶっていうふうに覚えておけば、準備しなくていいことなんですよ。こういうひとが来たらどうしようってみんなが思って待ってるから、そういうひとが来たときに心配させるようなことを言うわけです。「こういうことをやってあげたの?」「こうできてますか?」こう言うわけ。いま困ってるのは、困ってるひとを面倒みてる、そのひとが困ってる。みんなそれが欠落しちゃうわけです。

　保育士さんだったらこどもの世話をする視点でしかみないから、どうしようって思うわけです。そしたらお母さんのほうも、「わたしが間違ってるからかしら……」ってなる。いや、間違いもなにもないんです。あるのは、産んだあなたとこどもがいて困ってるだけだから、困ってるって言いましょうね。それ以外はしなくていいんですよ。困ったら助けを求めていいんですよ、って安心してもらうことです。

　みんな、自分の不安をお母さんに押し付けるだけです。「なにこのお母さん、ちゃんとしてあげてるかしらね?」それは聞いてあげる側が自分の不安を押し付けてるわけです。そうじゃないですね、逆じゃないですか。どうしようって言われたら、そのお母さんの不安を取り除くことがいちばんでしょ。ここもやっぱり、みんなが考え違いしているところです。もしかしたら何日も寝てないかもしれないんだから、話を聞いたり、話ができない状態だったら、とにかくふたりまるごとちょっとお休みさせてあげたり、そういうことが最初に大事なことですよね。なんというか、当事者じゃないからできることがあるというところは、そこだけだと思うんです。つまり困ってるかどうかっていう目線でそのひとをみてあげることかなあと思います。そうしないと、してあげたくなったことで余計に相談ができなかったり、それによって来なくなっちゃったり、いろんなことがあるから。

　もうちょっと言うと、わたしはどうしてあげればいいんだろうという発想、これをやめることです。どうしてあげたらいいんだろう、は持たないこと。これを持つことによって、やっぱり邪魔なことがとってもあるんですね。あの、なんとかしてあげたいってみんな思っちゃうんですよ。だけど、なんともならないってことをまず覚えとかなきゃいけない。やっぱりなんともならない領域があるんです。

逆の立場を考えればいいですね。自分にこどもがいて熱だしちゃった。「どこ頼ればいいんだろう」っていうときです。どこでもおんなじだと思えばいいと思うんです。お医者さん行っても正解だし、保育士さんのところに行っても正解だし、幼稚園の先生のところ行ってもいいし、近所のおばちゃんのところに行っても、ぜんぶ正解なんです。だけどそっちの立場になることとって、なかなか専門職のひとには難しいじゃない。ここに来てくれればよかったのに、とか、それはお医者さんに行けばいいわよ、とかさ、言いたくなっちゃうんだよね。だけどこらへんも、してあげたいっていう発想からすこし離れておくことが大事だと思います。やっぱり現場みたいなところにいると、それを感じることがあるし、なにより大事な点は、やはりお母さんの健康のほうを考えてもらう。あの、採点でお母さんをみるような、ちょっとやはり、なんだろうか……家畜みたいな見方になっちゃってるから、そうじゃない。やはりあの、いつでもここに来てくださいね、くらいの範囲でお話を聞く立場がいいんじゃないかなあと思います。これがまあひとつ、お答えになります。

あとは、お母さんのお話を聞くときの態度なんですけど、これはもう本当に、お母さんの言うことをすべて認めてあげることです。どんなお母さんの言うこともです。だってその子のお母さんはそのひとしかいないじゃん。つまりどんな表現でも、めちゃめちゃがんばってる証拠なんですね。がんばってるひとにはがんばってるね、って言ってあげないとさぁ、おかしいと思いませんか？

野上　うん……

川崎　お母さんをやって、毎日はじめてをやってるひとなんだからさ。例えば五歳のこどもを持ってたら、五歳のはじめてのお母さんなんですね。もっと言うと、三十の息子を持ったら、三十の息子をはじめて持ったお母さんなんですけど、三十の息子が家から出ないと相談すると、だいたいはなんで三十まで家にいさせるの、って言うでしょ。そうじゃないんです。三十年もいっしょに家にいてえらかったね、って言ってあげればいいわけ。いろんな事情でそうなってるんだからね。なのに、だいたいはそういうことを言わないでしょ。がんばってるんだから、まずはがんばったねって言ってあげないとさ。

　がんばったねっていうのは、もうがんばらなくていいよっていう意味です。これがまずは、言ってほしい言葉だと思う。そうやってこどもさんと一生懸命やってるひとをね、認めてあげてほしい。それは結果的に、こどもを認めてることと同じことです。だってお母さんだってこどもだったんだから。ここがやっぱり、大事なことだと思います。

野上　うん、そうですね。

おわりに

二〇一〇年春から乳幼児が集う地域の子育てひろばでボランティア活動をはじめ、二〇一九年コロナ禍まで途中、中断もありましたが、立地の関係もあり、たくさんの親子の観察を得ることができました。多いときはちいさな広場へ親子が一日に百人も遊びに来ていたときもありました。

また、子育て相談もおこなっており、小児科の先生、歯科の先生や栄養士さん、薬剤師さん。助産師さんや保育士さん。こどもたちはたくさんの大人たちの観察の目も受け取って育ちます。

整体活動の基礎となるものが、生活指導、広く人間の成長の観察です。専門家では見つけにくい、動作観察を主とした活動です。現在であれば、発達心理学や認知行動学にも近い位置にあるかもしれません。

成長しつつあるひとがその後、どのように環境を活かし、いきいきとした体力発揮を獲得するのか。

その現場で体感させてもらったこの時期を、大変な学びであったと今は感謝の気持です。人間のこどもは、たくさんの助けでもって、その関係性を気づかせてくれる、常に未来のひとです。行く先はどこかなど、まったく知らなくとも、いつも好奇心やワクワクした希望に満ちていて、大人たちを導いています。

おすわりができた赤ちゃんに、嬉しそうに見あげられたとき。つかんだボールがお父さんのもとへ転がったときの笑顔。いつでもこどもたちはともに歩こうとわたしたちを励ましてくれていた、とても大きな大きな人間とわたしには映っていました。

成長を自ら止めてはいけないのです。こどもたち自身に諦めさせては、いけない。

この本を、自由なこどもへ、また自由なこどもだった大人へ届けます。それがわたし自身の成長と、大人になって自由を得られた寛容なひとときのお礼としたいのです。

指導活動が二十年近くなりました。その間の親子関係は、一言で言うなら、関係性の欠如。そして、社会性の未発達。それにつきます。こどもたちはどんな形でも社会性を身につける準備をすでにお腹の中からはじめています。常に外部の刺激への反応でもって、日々成長しようとしている。それに気づき、間に合うこと。関わる大人が増えれば増えるほど、こどもたちの社会性への扉はたくさんになります。しかし、実際は母親の置かれた環境の作用が大変おおきく、また負担となっています。整体活動の主たる母体である女性の自立の問題。

わたし自身の自立心も加わり、日々の指導活動における体から心へのアプローチの困難さにもつながっていました。

しかし、また逆に整体のシンプルな関係性への働きかけが、常にそこに戻って、紐解き、たくさんの大人を巻きこみながら共有され、協調を当然としていく活動となれば、やわらかく、ひろく、ゆっくりと時間をかけた、具体的な解決方法として、取り組めるのではないだろうか、と感じています。継続し続ける、持久力のみ残っています。

育てることでもなく、育ちつつあるひとを見守る。どう関わろうとするか、ではなく、阻害なく見守り続けることが可能か。愛情は押し付けることではなく、見届けてゆくことだ、としっかり自覚することではないか、そう実感しています。誰でも大人は親となれるのです。

あとがき

はじめに、この対話にお手伝いを申し出てくれて、その後、五年間ともに対話を助けてくれた、対話者、野上麻衣さんに感謝をお伝えしたい。この活動も彼女とのひとつの整体活動でした。まったく経験のないことを、ふたりではじめること。関係性をはじめてみなければ、わからない未知のこと。どんな結果であれ、本の完成は彼女とのやりとりがなければ生まれませんでした。どうもありがとうございました。

主たるわたしがこの本でお伝えしたかったことは、誰でも大人の責任をもって、こどもを見届ける力があることを言いたかったのだと思います。整体指導者の立場であれば、もっと制約のあるものがあるのですが、思います、と言える普通の大人として言いたかったのでしょう。

わたし自身のこども時代の経験の中には今で言う、ヤングケアラーの残像もあります。自覚がある四歳から家庭不和、十五歳で母子家庭、経済的に進学も不可能となり、十八歳で自立する以外、道はありませんでした。発育環境としては、恵まれてはいないこども時代です。

こどもがこども時代を健やかに過ごす時間は、未熟な大人たちの簡単な意思決定で変えられてしまいます。憲章を記したのも、いちばん新しい現代の世界的な意識でもって、ひとりの人間としての尊重を残していく責任感からです。日本では、責任感を嫌う傾向があるようですが、運動言語としての責任をしっかり感じとる能力は、大人の自覚と自由を促します。独りの成人として、社会で発言し、たくさんの仲間とともに生きていく。自由とは自分の発言への責任、自分の行動への責任を喜べる成熟した大人にしか獲得できない感覚です。わたしが大人だ、と憧れた方々は皆、喜々として、成長を冒険を、挑戦を黙って見守ってくださっていました。本心はどうだったのでしょうか？今となっては、わかりません。

こどもと整体、今後この本とともに、子育てで助けが必要な方々に、すこしでものんびり、気持を緩めて過ごしてもらえる、そんな時間を持てたらと希望しています。

ご意見、ご感想、いただけましたら、幸いです。

追記　発刊に寄せて

二〇二二年初春、六年に及ぶこどもと関わる整体についての対話本の自主制作は、わたし自身の未熟さもあり一旦休止することとなりました。整体を学ぶきっかけとなったのが子育て支援活動。

二〇〇六年当時、産前産後の訪問指導を手探りながら続けた日々。自転車で昼夜近隣地域を回り、また外出が難しい一組の母子のもとに月に一度は訪問して二年間。産後ドゥーラと今では言われる活動もその当時はなく、個人でただ活動していました。お母さんたちはその当時のネットワークを使ってご紹介を続けてくださり、その後、月に一度は公共施設で集う場所を設けての子育て相談と簡単な体操の会をはじめるまでの活動に成長しました。

その間も子育て環境は、女性たちの働き方の変化に合わせ刻々と対応を迫られ、二〇一〇年からは福祉活動の方々との出会いもたくさん頂戴いたしました。個人の活動をここまで続けさせてくださったお母さんたち、そして当時お腹にいらっしゃった方々も今では、中学生。

なんらかの形で残しておくことは、願いのようなものではないか、と考えるようになりました。

震災直後の夢中、そしてコロナ禍の夢中。しかしその後、気づけばわたし自身の活動さえまったく空白となりました。触れること、から信頼を築く活動でしたので、その無力さにまったく意欲もなくしてしまったのが本音です。そんな気持ちで迎えたコロナ禍から三年経過の今年春。また新たに子育て支援のご依頼を頂き、諦めていた自主制作の本もこの度すんなりと、出版の運びとなりました。意欲と関係ないところで、なにか繫がりを得たと感慨しきりです。

これこそ、独りではなかった、お子さんたちの成長によって未来をつくるお手伝いができたのだと感謝しています。本当にありがとうございました。

二〇二三年　節句の前に　川﨑智子

児童憲章

われらは、日本国憲法の精神にしたがい、児童に対する正しい観念を確立し、すべての児童の幸福をはかるために、この憲章を定める。

児童は、人として尊ばれる。
児童は、社会の一員として重んぜられる。
児童は、よい環境の中で育てられる。

一　すべての児童は、心身ともに健やかにうまれ、育てられ、その生活を保障される。
二　すべての児童は、家庭で、正しい愛情と知識と技術をもつて育てられ、家庭に恵まれない児童には、これにかわる環境が与えられる。
三　すべての児童は、適当な栄養と住居と被服が与えられ、また、疾病と災害からまもられる。
四　すべての児童は、個性と能力に応じて教育され、社会の一員としての責任を自主的に果たすように、みちびかれる。

五　すべての児童は、自然を愛し、科学と芸術を尊ぶように、みちびかれ、また、道徳的心情がつちかわれる。
六　すべての児童は、就学のみちを確保され、また、十分に整つた教育の施設を用意される。
七　すべての児童は、職業指導を受ける機会が与えられる。
八　すべての児童は、その労働において、心身の発育が阻害されず、教育を受ける機会が失われず、また、児童としての生活がさまたげられないように、十分に保護される。
九　すべての児童は、よい遊び場と文化財を用意され、悪い環境からまもられる。
十　すべての児童は、虐待・酷使・放任その他不当な取扱からまもられる。あやまちをおかした児童は、適切に保護指導される。
十一　すべての児童は、身体が不自由な場合、または精神の機能が不充分な場合に、適切な治療と教育と保護が与えられる。
十二　すべての児童は、愛とまことによつて結ばれ、よい国民として人類の平和と文化に貢献するように、みちびかれる。

一九五一年五月五日　制定（児童憲章制定会議）

〈memo〉

〈memo〉

〈memo〉

〈memo〉

〈memo〉

〈memo〉

た

な

は

さ

索引

あ

か

※『整体対話読本　こどもと整体』は、2018～2019年におこなわれた対話をもとに編集しました。

*

［関連本］

整体入門　川﨑智子・鶴崎いづみ『整体対話読本　ある』
整体活用　川﨑・鶴崎・江頭『整体対話読本　お金の話』
整体独学　川﨑智子『整体覚書　道順』『整体覚書　道程』
整体体操　川﨑智子・鶴崎いづみ『体操をつくる』

整体対話読本　こどもと整体

川﨑智子　著

対話・編集協力　野上麻衣
編集・装釘・組版　観察と編集

2023年10月17日　初版第1刷発行

発行所　合同会社土曜社
135-0062
東京都江東区東雲 1-1-16-911
doyosha.jimdo.com

ISBN978-4-86763-015-0　C0047
落丁・乱丁本は交換いたします